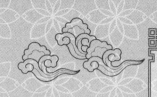

仲景文化与养生

主编◎ 赵增强　刘洪波

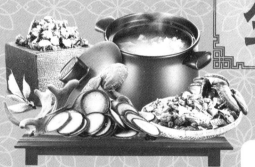

郑州大学出版社

·郑州·

图书在版编目(CIP)数据

仲景文化与养生/赵增强,刘洪波主编. — 郑州:
郑州大学出版社,2020. 11
ISBN 978-7-5645-7145-0

Ⅰ. ①仲… Ⅱ. ①赵…②刘… Ⅲ. ①中国医药学-
文化-研究-东汉时代②《伤寒杂病论》-养生(中医)-
研究 Ⅳ. ①R-092②R212

中国版本图书馆 CIP 数据核字(2020)第 134926 号

仲景文化与养生
ZHONGJING WENHUA YU YANGSHENG

策划编辑	李龙传	封面设计	曾耀东	
责任编辑	薛 晗	版式设计	凌 青	
责任校对	刘 莉	责任监制	凌 青 李瑞卿	

出版发行	郑州大学出版社有限公司	地 址	郑州市大学路 40 号(450052)
出版人	孙保营	网 址	http://www.zzup.cn
经 销	全国新华书店	发行电话	0371-66966070
印 刷	新乡市豫北印务有限公司		
开 本	710 mm×1 010 mm 1 / 16		
印 张	9	字 数	168 千字
版 次	2020 年 11 月第 1 版	印 次	2020 年 11 月第 1 次印刷

书 号	ISBN 978-7-5645-7145-0	定 价	33.00 元

作者名单

主　编　赵增强　刘洪波

副主编　肖跃红　李　昌　余小波

编　委　唐深真　苏正捷

前　言

中医药文化是中华民族优秀传统文化的代表,为中华民族的繁衍昌盛做出了重要贡献。习近平总书记指出:"中医药学凝聚着深邃的哲学智慧和中华民族几千年的健康养生理念及其实践经验,是中国古代科学的瑰宝,也是打开中华文明宝库的钥匙。"如何发掘传统医学的文化内涵,突破医学研究重医术轻文化的瓶颈,成为摆在医学教育工作者面前的一项亟待解决的重要课题。

东汉南阳人张仲景所著《伤寒杂病论》是中医史上第一部理、法、方、药具备的经典,它确立的辨证论治原则,是中医临床的基本原则,是中医的灵魂所在,张仲景被后世敬奉为"医圣",为后世尤其是南阳留下了珍贵的仲景文化。仲景文化以中国传统文化为基础,包括哲学理论、学术思想、医德文化、人文精神诸方面,既具有博大精深的中国传统文化基本特点,又集创造性、继承性、地域性和价值性特征为一体,将生存理念与生活方式、中医理论与临床诊疗、养生保健与治疗用药紧密结合,构成中医的基本学术思想与模式,是中医药文化最重要、最核心的内容之一。长期以来,学界十分注重对张仲景学术思想的继承和发扬,但对张仲景医学思想的文化内涵鲜有论及,不能不说是一种遗憾。

本书分为上、下两篇,上篇主要对古今中外仲景文化研究成果进行总结和梳理,提出仲景文化的基本概念、内涵、价值及影响,以期借此将仲景文化上升为一种文化品牌,为仲景文化事业(产业)的发展提供理论支撑。共分五章,第一章绪论,主要介绍研究仲景文化的目的、意义、内容及社会影响。第二章仲景文化概述,主要论述中医文化和仲景文化的概念。第三章仲景医学思想解读,主要介绍"医圣"称谓的由来、张仲景的医学实践、张仲景对医学的创新、张仲景医学伟业探因、张仲景医学思想传承等。第四章仲景文化的价值,主要是医学与人文价值、历史与社会价值和经济与民生价值。第五章仲景文化的影响,主要内容包括文化的认知、仲景文化与医学高等教育、仲景文化与书法艺术、仲景文化与建筑艺术、仲景养生文化、仲景饮食文化、仲景文化与旅游等。下篇主要以中医养生为基础,介绍张仲景养生保健的思想内容和养生方法,突出仲景特色和实用性。共分四章,第一章绪论,主要论述养生保健的概念和意义。第二章仲景养生保健的学术源流,主要介绍张仲景养生保健学学术背景及张仲景养生学研究现状。第三章仲景养生保健基础理论,主要介绍张仲景的健康观。第四章仲景养生保健内容,包括饮食养生,调神、顺天养生,导引按摩养生,避邪、守法养生,妇人养生。

本书具有以下特点:

1. 时代性　中医药发展上升为国家战略,全球推广中医药和中医药文化,势在必行。《河南省中医药发展战略规划(2016—2030 年)》提出,要打造以仲景文化为核心、富有时代和地域特征的中医药文化体系。

2. 系统性　对古今中外仲景文化研究成果进行总结和梳理,提出仲景文化的基本概念、内涵、价值及影响,为仲景文化事业(产业)的发展提供理论支撑。

3. 实用性　以中医养生学为基础,论述张仲景养生保健的思想内容和养生方法,突出了仲景特色和实用性。

本书是河南省中医药科学研究专项课题——开展对外交流、传播仲景文化的途径与方法研究的重要成果,可作为仲景文化传播和交流的科普读本,供国内外热爱中医药文化人士阅读,也可为研究仲景文化者提供参考。

张仲景医学思想的人文内涵十分丰富,需要长期持续挖掘与研究。由于该领域的研究刚刚起步,我们的论述尚不够系统,书中难免存在疏漏之处。真诚期待各位学界同仁能够对仲景文化与养生这一命题补充完善,共襄仲景文化研究盛举。

编　者

2020 年 5 月

目 录 CONTENTS

上篇　仲景文化

第一章　绪　论

一、学习、研究仲景文化的目的和意义

仲景文化与养生是研究医圣张仲景的思想、精神、影响和价值,以培养卓越医师的高贵品质的一门学科,也是我国高等医学教育一门新的、探索性的人文教材。它的任务是挖掘、整理、研究、传承和弘扬仲景文化,以彰显和促进高等医学院校更好地发扬人才培养、科学研究、社会服务和文化引领功能。

仲景文化是河南最具特色的地域文化,也是最具生命力的医药行业文化,是中医药事业发展的根基和灵魂,是中国传统文化的精华,也是世界最有生命力的优秀文化。河南是中医药文化的发源地之一,是医圣张仲景的故里,随着中医药的伟大复兴并走向世界,中医药的发展前景必然历史地再一次走向辉煌。因此,加强中医药文化研究与建设,特别是最具特色的仲景文化研究,无论从促进人民的身体健康、构建和谐社会、提升文化修养,还是从促进中原经济区经济发展来看都具有重大意义。医圣张仲景不但是河南特有的一个文化符号,更是一个金字招牌。中医药行业视仲景为至尊,日本、韩国等国家的汉方研究学者视仲景学说为至宝,且在仲景方药研究方面颇具特色,产生了巨大的经济效益和社会效益。如何利用好这一世界级的品牌,弘扬仲景文化,是我们所面临的问题,也是我们义不容辞的责任。

作为中华民族主要发源地的河南,有过辉煌的历史,近年来进入了更高的发展阶段,那就是重塑文化强省形象的发展战略,促进文化的大繁荣、大发展,提出了"仲景文化"这一概念,并将"仲景文化"放在整个区域文化建设的重要地位,以期通过纪念、研究、传承和资源开发、品牌带动来为现实服务。比如南阳市委、市政府提出的"张仲景医药创新工程",连续10届成功举办的"张仲景医药科技文化节",建设张仲景博物馆、张仲景国医院,以"仲景牌"为企业形象的宛西制药,筹建中的张仲景医学院,等等。南阳市对张

仲景的研究领域不断拓展,特别是中医药文化资源的开发利用视角不断创新,力度不断加大,影响力也日益扩大,从而做出了有益的、富有成效的探索。这种探索所产生的影响已波及全国乃至海外,特别是对高等医学教育也产生了积极的影响。

张仲景在中国乃至世界医药史上的地位和作用是不言而喻的。我们一直崇敬张仲景并享受他的恩赐,但是由于各种原因,我们对张仲景似乎始终处于一种说不清道不明的"尴尬"状态。在形式方面,我们一直奉行的是一种"例行规矩",也就是在他的诞辰日——每年正月十八,举行一次并不规范的现代版的简单祭拜;每年进行一次公式化的节会活动。在学术方面,一直徘徊往复,在深化和拓展方面缺乏突破和创新,还出现一些误区,走了一些弯路,甚至还在继续讲形式走弯路,对张仲景及张仲景思想的现实意义更是研究不够。对仲景文化的概念依然模糊,对仲景文化的内涵认识肤浅,对仲景文化的价值更是没有充分认识,因而也就使得仲景文化的传承与开发利用仍处在低层次的水平上。

医圣故里河南省南阳市是有着几千年历史的国家历史文化名城,地理位置特殊,自然条件优越,人文资源丰富,文化底蕴丰厚,社会民风淳朴,尤其是作为医圣张仲景的故里,已经传承了 1 800 多年的中医药文化传统,长盛不衰;"天然药库"中近 2 400 种南阳中草药,香飘全国;特别是张仲景医药文化,不仅起到了"治病""治命"的作用,而且也起到"修身""养性"的作用。当今时代,如何深挖、创新仲景医药文化的潜能,发展好仲景文化,使其达到"下医医病,中医医人,上医医国"的境界,这不仅对于提高南阳人民的健康体魄和综合素质有着重要的现实意义,而且对于丰富人们的精神文化生活,推动南阳政治、经济、文化的发展,增强地区综合实力更具有深远的历史意义。

医学教育是关乎培养卓越医生、为人类生命健康保驾护航的大事情,不但要求每一个从医者要有精湛的医疗技术,更要有高尚的医德和综合的人文素养,这样才能满足人民群众的需求。然而长期以来,医学教育存在着一种重技术、轻思想,重专业、轻人文的倾向,使得人们在享受高科技带来精密仪器检查便利的同时,却丢掉了最能触动人心的人文关怀。这使得社会对医学教育的目的产生了怀疑,更是引起了医学教育工作者的高度关注,各医学院校也都努力在医学生人文教育方面进行探索,然而很难找到一个很好的切入点。我们在对仲景文化研究时发现,仲景医药文化则完全能够满足这种医学教育所需,因为仲景医药文化不但具有丰富的医药知识,更具有"仁者爱人"的仁学思想,这正是卓越医生所应具备的基本素质。所以,加强仲景文化研究,对于高等医学教育而言,也是具有非凡意义的。

二、学习、研究仲景文化的内容和方法

以探讨仲景文化的基本概念、内涵、外延及其价值为主要研究内容,有针对性地研究最具地域特色的优秀文化和行业特点的医药文化。

1.从文化的概念、中医药文化到仲景文化来阐述并初步给出一个较为清晰的基本定义,经论证成为高等医学教育的重要内容。

2.重点分析仲景文化的内涵及其主要内容,这也是本书的核心所在。

3.主要研究仲景文化的各种价值,以阐述其重要意义,并提出弘扬仲景文化的建议。

本书将根据古今仲景文化的研究情况,进行认真深入的研究和教学探索:①从古今文献和科学发展观中寻找仲景文化的理论依据。②在教学过程中邀请有关专家、学者座谈、交流和到相关部门进行实地走访考察,挖掘仲景文化丰富的内容和巨大的价值。③从高等医学教育和社会主义文化大发展、大繁荣的大局出发,引导学生树立正确的世界观、人生观、价值观。

第二章　仲景文化概述

众所周知,中医学是中华传统优秀文化的重要组成部分,因此在讨论什么是中医时,比较多的学者都倾向于中医具有自然科学和社会科学的双重性,特别是中医的文化色彩更浓,这就有了中医药文化的概念和范畴。然而在中医药文化中,仲景文化则是主线和灵魂。随着我国卫生事业的发展,中西医结合则成为我国卫生事业特有的优势和发展趋势,其医药文化中又当吸收西方的一些东西,使得我国的医药文化长盛不衰。在我国高等医学教育中,人文教育已经被提到相当重要的位置,在人文教育中仲景文化则会发挥巨大的作用,这不仅是医学文化的教育问题,而且也是人的教育问题;不仅是中医药知识的内容,而且也包含整个中医药文化的内容。所以,在我国高等医学院校进行卓越医师的培养,离不开仲景文化。

仲景文化是中医药事业的根基和灵魂,是中国优秀传统文化的精华,也是世界最有生命力的优秀文化。在全球一体化的今天,随着我国经济实力和综合国力的提高,中庸、和谐、养生、保健等观念深入人心,仲景文化和中华文化一样在其自主创新的过程中不仅有着独特的魅力,张扬出一种前所未有的强大创新力量,而且还有很大的挖掘潜力,因此,发展仲景文化已经成为大势所趋。在南阳所有文化资源中,仲景文化是最具有南阳地域特色的优势文化,南阳要抓住时机,善于选择既符合时代发展趋势和社会现实需要,又具有本土文化专属性、唯一性的仲景文化资源,将其融入诸多产业发展的创新中。通过对仲景文化基本概念、内涵及价值的深度挖潜,全方位发展,把南阳打造成最具特色的文化大市,打造成中国乃至世界的仲景文化研发中心。

第一节　中医文化的概念

中医文化是我国在世界上独具特色的优秀传统文化。若从狭义层面理解,可以视为行业文化,是由中华文化派生出来的。若从广义层面理解,中医文化则又超越了行业文化的局限性,属于中国人智慧成果和实践的概括,也就是说,"中医文化"是中国人对生命、健康和疾病所特有的智慧成果和实践的概括。也可以说中医药文化是中华民族优秀传统文化中体现中医药本质与特色的精神文明和物质文明的总和,包括对天、地、人的认知思维模式,对生与死的价值观、养生方式、健康理念、生活态度、医患关系、诊疗方式、药物处方和运行体制等知识体系和服务体系。

中医文化主要受到了中国传统文化的深刻影响,追求一种真、善、美的至高境界。就人类生活的学科功能划分而言,科学求真,人文求善,艺术求美,而中医的本质是科学,中医的思想是人文,中医的表现是艺术。若追究"中医"的概念,应该说是一种国人无奈的说法,也是为区别"西医"而言的。在中国原本只有"医学"之说,近现代以后,由于西方医学传入之后逐渐成为主流医学,因"鸠占鹊巢",则把我国固有的医学称为"中医",因此在以前一般认为中医就是"中国的医学"或"中国固有的传统医学",再发展一步就定义为"中国人创造的医学知识体系"。这些定义也没有什么不对,但却只是笼统地说明了中医的发源地问题,并没有涉及中医学学科体系的本质。因此,又有人认为中医是"中国人创造的具有独特理论和诊疗特点的医学体系","是研究人类生命过程以及与疾病做斗争的一门科学,同时也是一种文化","是一种经验医学"或说"是一种复杂科学"等。这些解释仍没有反映出中医的本质特征和文化核心。中医的定义应该是:由中国人所创造的,在天人合一思想的影响下,以宇宙间各种象信息为主要认知依据,从阴阳属性和五行及圆融角度进行问题思考,充分利用外部自然资源和内部潜能,调控平衡人体生命状态的一种医学知识体系。这个医学体系从文化角度讲有其独特的基本观念、思维模式和行为方式。其核心的观念是天人合一,与万物和谐共生("与万物沉浮于生长之门");其核心思维模式是象思维、直觉思维、辩证思维、模糊思维等;其核心行为方式是施仁术和道法自然。这些也就成为中医文化的核心。也可以这样来对中医药文化的内涵进行表述:中医药文化的内涵是以中国传统文化为母体,解读中医学对人的生命、健康、疾病、生死等问题的价值观念、独特的认知与思维模式、养生与诊疗方式、医德伦理和人文精神等。

第二节　仲景文化的概念

仲景文化是中医文化在医圣张仲景身上的集中体现,反映了中医群体一种共同的精神价值、生活态度和职业品格。再具体地讲,仲景文化是张仲景所创立的独特的医学文化模式。它以中国传统文化为基础,将生存理念与生活方式、中医理论与临床诊疗、养生保健与治疗用药紧密结合,构成中医的基本学术思想与模式,并使之成为一个完整的体系。其实,张仲景既是一个医药符号,也是一个精神符号、文化符号;张仲景既为我们留下了宝贵的医药遗产,也为我们留下了重要的精神遗产和文化遗产。为此,仲景文化这个崭新的概念才会应运而生。仲景文化究竟是什么？它应该包括张仲景的医学理论与中和思想、辨证理论与哲学思想、养生理论与治未病思想以及这3个方面所蕴含的医药文化元素。

仲景文化的特质：它是中国医药文化的灵魂，既决定和引领了中国医药学的发展方向和进程，又对世界医学的发展产生了一定的影响，而且还将继续指导和启发当代中医学的健康走向。前者是它的历史意义，后者是它的现实意义，具有厚重普世价值。可见，张仲景的学术、精神及形成的人文资源，对于我们发展中国特色的医药卫生事业，保障我们的身心健康以及发展经济、建设和谐家园，都具有极其重要的现实意义。其主要内容包括医学理论、中和思想、辨证体系、哲学思想、养生理论、治未病思想等。其外延还应包括由张仲景产生和发展的当代南阳诸多特色文化现象，包括河南、全国乃至海外的中医药文化现象。如位于南阳市温凉河畔的医圣祠，张仲景画像、雕塑，宛西制药股份有限公司建造的医圣山，仲景制药厂，张仲景的诞辰日祭祀活动及发行的纪念封，《解读张仲景》《医圣张仲景》著作及电视剧，张仲景医院、研究院，仲景堂，张仲景国医学院，张仲景研究会，张仲景医药科技文化节等。河南省张仲景研究专业委员会、河南中医药大学"仲景实验班"、张仲景研究所、南阳医学高等专科学校的张仲景医药文化研究所等。中华中医学会张仲景研究专业委员会，全国各中医院校《伤寒论》《金匮要略》教研室及硕士、博士研究生教育，中国中医科学院有"仲景工程"等。日本的汉方医学及仲景方药研究，仲景方现代研究及制药等。如此看来，仲景文化概念的提出，其可贵之处是，走出了原有的纪念、学术研究的各种局限，一定程度上跳出了纯医学的框框，回到了其应有的人文本质，不但丰富了内容，而且扩展了外延，是一种极具价值的深化和提升。它的提出，将积极推动我们走出一直以来将张仲景品牌资源的开发利用，转而从纪念活动、学术研究、对外交流、教育、临床、医药、科研、旅游、文学创作、养生保健产业利用等方面全方位地开展工作。

张仲景是南阳市的，也是河南省的、全中国的甚至是全世界的。从这个层面上讲，仲景文化不仅是南阳市的命题，也是河南省的命题，是国家乃至世界医药的命题。仲景文化是南阳市可资利用的一个重要、特殊而无可替代的文化品牌和资源。

一、医学理论与中和思想

张仲景的医学理论可谓是集我国东汉以前之大成，且有创新与发展，他的理、法、方、药一直是中医学特别是临床所遵循的基本原则和典范。这是他对中华民族文化最伟大的贡献。在东汉以前，中医学主要有两大学术流派;另一个是以研究理论为主的"医经派",另一个是以研究经验方为主的"经方派"。而张仲景通过自己的研究与实践,将两者巧妙地结合起来,形成了影响中医学发展方向的基本医学理论。其理论体系的主要内容是从六经的层面来认识和处理外感杂病,从脏腑的角度来认识和处理内伤杂病,而且是理、法、方、药一线贯穿,真正形成了基本的理论体系,为后世所效法,并为整个中医学的发展奠定了基础。

张仲景医学理论体系中的方药理论更为后世医家所称道。整个《伤寒杂病论》载方262首,主要来源于3个方面:一部分源于《伊尹汤液》,也叫《汤液经》或《辅行诀》,一部分源于其他古方书及民间验方,一部分是他改造及创新的方,正符合张仲景自己所言的"勤求古训,博采众方"。他所创制的医学理论与方药特点是:说理清晰,切合实用;组方精简,配伍严谨;蕴含诸法,以法遣方;传承古方,善于创新。

由于张仲景所载方药基本上都是经过临床实践验证,是行之有效的,有很强的示范作用,给后世以不尽的启示,所以为历代医家所喜用,因而《伤寒杂病论》被誉为"方书之祖",仲景之方也被尊为"经方""祖剂"。历代医家也给仲景方药理论以极高的评价,如金代医家成无己说:"自古诸方,难可考评,唯仲景之方,最为医方之祖。是以仲景本伊尹之法,伊尹本神农之经,医帙之中,最为枢要。"仲景之方药理论之所以"最为枢要",不仅在于它是中医临床医学的渊源,是医方之祖,更主要的乃在于其理法方药的科学性、启发性与有效性。晋代皇甫谧曰:"仲景论广伊尹汤液,为十数卷,用之多验。"宋代孙奇等说:"仲景之书,尚以对方证者,施之于人,其效如神。"《四库书目提要》甚至说:"仲景之书,得其一知半解,皆可以起死回生。"

更为可贵的是,仲景之方不但一直被历代医家继承运用,发挥其神奇疗效,并且一直是用以衍化更多方剂的核心方、基础方。后世医家有许多创新的方剂便是仲景方改造而来或是受仲景组方思想启发而来。后世对仲景方药理论的发挥运用大致可分两大类:一是对仲景方药的立方原则、组方机制、用药规矩、煎服事宜等方面做进一步阐述论证,发微探幽;二是在仲景之方的基础上,根据临床实际和自身体验进行加减化裁,衍生创制了其他方剂,扩展了仲景之方的应用范围,推动了整个方剂学的发展。正如明代著名医学家徐熔所说:"《金匮玉函要略》《伤寒论》毕仲景祖神农、法伊尹、体箕子而作也。唐宋以来,如孙思邈、葛稚川、朱奉仪、王朝奉辈,其余名医虽多,皆不出仲景书。又汤液本草,于孙、葛、朱、王外,添王叔和、范汪、胡洽、钱仲阳、成无己、陈无择,其议论方定,增减变易,千状万态,无有一毫不出于仲景者。洁古张元素、其子张壁、东垣李明之,皆祖张仲景汤液。""仲景广汤液为大法,晋宋以来,号名医者,皆出于此。"至清代温病学家如叶天士、吴鞠通等,乃至近现代中医学者皆受仲景文化的重大影响。时至今日,仲景的理法方药仍为广大医药工作者所喜用,历版大学本科《方剂学》教材中的仲景方药稳定在 1/3 左右。日本的"汉方医学"基本上尊用仲景之方。这些经方及由经方衍化而来的方剂,亦属于仲景医药文化不可缺少的一个组成部分。

先秦两汉时期是中国传统文化体系形成的时期,中医学理论体系也随之孕育、成长、发展,中医学与中国的传统文化存在着水乳交融的关系。生活在东汉末年的张仲景,其学术思想深受中国传统哲学文化的影响。张仲景的医学观、生命观、疾病观、治疗观均贯穿着"中和"的思维。有关统计资料显示,在《伤寒论》和《金匮要略》中"和"字出现了 49 次,其含义与《中庸》《黄帝内经》等典籍一脉相承,大抵是正常稳定、协调平衡、调节纠偏、缓和调理之义。"和"的思想不仅高度概括了张仲景对人体生理的认识,而且集中体现了他的辨证治疗思维,可以说"和"是张仲景学术思想的又一基本内核。

第一,以"和"表示人体的健康状态。中国传统中医文化认为,人体是一个有机的整体,以五脏为中心,人体各组织器官之间构成了相互依存、相互制约的统一体,在正常生理状态下,它们保持着对立统一、协调平衡的关系。张仲景在《金匮要略·脏腑经络先后病脉证治》中,把这一思想概括为"若五脏元真通畅,人即安和",说明人体正气充盛,五脏六腑营卫气血相互协调,保持动态平衡,就能维持稳定的内环境而处于"安和"状态。此外,在《金匮要略》中,他还以"和"来描述人体的正常生理状态,"如身和,汗自出,为入腑即愈"(《脏腑经络先后病脉证治》)。他还指出"若人能养慎,不令邪风干忤经络……不遗形体有衰,病则无由入其腠理",强调人当顺应自然规律,与外界环境相适应,方能保证人体内部协调平衡。

第二,以"不和"表示病理状态。《内经》常以"不和"来描述人体失去平衡协调的病态,张仲景继承《内经》的学术思想,也喜用"不和"来表述病机,如"此卫气不共营气谐和故尔"(《伤寒论》太阳篇 53 条,明代赵开美本,下同),"表解里未和"(《伤寒论》太阳篇 52 条),"胃气不和"(《伤寒论》太阳篇 29 条)等。张仲景对症状除有头痛、项强、恶寒等具体描述外,也常用"不和"来描述说明。如"睛不和"(《伤寒论》阳明篇 252 条)、"脉不和"(《伤寒论》平脉篇 38 条)。总之,"失和"就是人体失去平衡协调。

第三,以"和"表示治疗疾病的目的和方法。由于疾病是致病因素作用下所致的机体的"不和"状态,因此"和"也就成为张仲景确定的治疗目的和疗效标准。如"下之则和,宜大陷胸丸"(《伤寒论》太阳篇 131 条),"此卫气不和也,先其时发汗则愈,宜桂枝汤"(《伤寒论》太阳篇 54 条),治法虽异,但皆本于使人体脏腑阴阳气血得以平衡协调,达到"和"的状态。

　　张仲景提出在治疗手段上贵在中和。他在《金匮要略·痰饮咳嗽病脉证治》中提出"病痰饮者,当以温药和之",这"和"字,不仅是针对痰饮病的治疗法度,而且当视为对所有疾病论治的准绳,寓有治病当着意于平调阴阳,不可急于求成,用药不宜偏颇之意。《伤寒论》中反复提到"宜桂枝汤小和之""以小承气汤,少少与微和之",就足以参证互明。纵观张仲景全书,可知"和"的法度融汇于他辨证论治的全过程中。

　　张仲景还极其重视匡扶人体正气,《伤寒论》就贯穿着"扶阳气,存津液"的思想。他的大量方药中均旨在护胃和中,助养正气,扶正以祛邪或祛邪不伤正。疾病后期邪势已衰,张仲景就主张以饮食消息调理,不必皆投药,依靠人的自身调节,使之逐渐恢复。

　　第四,以"自和"表示人体存在自愈能力。"自和"表示人体所具有的自行恢复"和"状态,即健康状态的能力,这时可以不药自愈,即《金匮要略·五脏风寒积聚病》所述:"不须治,久则愈。"当然这种情况是有一定的适用范围的,并非鼓励所有疾病都去这样治疗。

　　张仲景在其著作中多处提到"自和",如"凡病,若发汗,若吐,若下,若亡血、亡津液,阴阳自和者,必自愈"(《伤寒论》太阳篇58条),这种疾病自愈的观点,提示了人体有自我调节功能,只要阴阳失和的程度仍在这一功能尚可允许的范围内,人体依靠自身调节,仍能使失和的阴阳恢复平衡,无须治疗,疾病亦会痊愈。因此,恢复人体的自我调节功能,也就成为论治的关键所在。这种状态实际上是一种低水平的"阴平阳秘"的亚健康范畴,在这个阶段是一个动态的过程,也是人体自行恢复的过程。

　　张仲景提倡"和"的学术理念继承和发扬了传统中医药文化,十分强调人的生存环境,就是"天人合一、中庸之道、发而中节、致中和"等思维方式,立足于人与自然、社会和谐关系的构建,对于后世产生了深远影响,时至今日,"和法"已成为中医学的一种重要治法,仲景的"中和"思想也成为中医临床的基本指导思想之一。

二、辨证理论与哲学思想

　　张仲景创立了中国医学临床实践的通用模式,即"辨证论治"理论体系,一直是中医诊疗疾病的基本思维方式和必须遵循的基本原则。他将外感杂病统归于太阳、阳明、少阳、太阴、少阴、厥阴之中,详细论述了各种病证表现、传变、变证、坏证,并给出治疗方法和方药,这被后世归纳总结为"六经辨证"。他将内伤杂病以不同的病证名称统归于五脏六腑之中,详细论述了各脏腑系统每一种疾病的表现、传变、轻重缓急,也给出了具体的治疗方法和方药,这被后世归纳总结为"脏腑辨证"。其中还贯穿有阴、阳、表、里、寒、热、虚、实的"八纲辨证"及上焦、中焦、下焦的"三焦辨证",从而形成了较为完整的辨证理论体系。仲景的辨证理论不但是中医辨证理论体系形成的标志,而且决定了整个中医学诊疗疾病的文化模式。

这种诊治疾病的文化模式,与西方医学过分注重解剖形态不同,而是重视从整体层次,从超解剖的角度,从动态的方面把握人体对疾病的功能反应,通过望、闻、问、切这种以人为本、关怀患者的非创伤性诊断方法,"司外揣内"来诊断疾病,以脏腑辨杂病,以六经辨外感,针对疾病的不同反应,灵活多变地选择相应的方药治疗。对于方药的应用,不注重方药的物质成分及其在体内的化学生物过程,而是注意人体对药物的实际反应。"观其脉证,知犯何逆,随证治之"。张仲景这种以辨证论治为核心的诊疗方法一直指导着中医的医疗实践。

由于这一医疗文化模式确立了一种有效地分析病情、认识证候及临床治疗遣方选药的法度,因此不仅为诊疗一切外感病提出了纲领性的法则,同时也给中医临床各科示范了诊疗的规律。故而张仲景创立的这一医疗文化模式对后世影响极大,成为指导后世医家临床实践的基本准绳。此后历代有成就的医家,无不是在继承了张仲景这一医疗文化模式的基础上而有所发展的。

在古代社会的条件下,这一具有朴素系统论特征的医疗文化模式超越了生理、生化、微生物等微观研究不能深入的障碍,绕过了因果链中的种种难以深究的细节,而较为正确地从宏观层次掌握了因果联系的两端,可以取得较好的疗效。不但在当时的条件下,这一医疗文化模式可能是所能采用的最好的诊疗方法,即使在今天,由于这一医疗文化模式被代代传承,凝聚了历代中医学家的医疗知识,有着丰富的文化积累,亦可以从独特的角度补充现代医学的不足,中医运用这一医疗文化模式治疗严重急性呼吸综合征(SARS)而获得高于西医的疗效即证明了这一点。这一医疗文化模式体现了中华民族的聪明才智和创造力,反映了中华民族讲求实效、追求实用的民族精神与传统,与西医学崇尚纯粹知识的文化,还原论的思维迥异其趣,为世界文化的进步及多样性做出了贡献。

仲景的辨证理论体系反映了仲景丰富而深邃的哲学思想,众多学者都从不同视角和个人的认识对仲景的哲学思想进行了广泛而深入的探讨。例如时振声教授认为:《伤寒杂病论》中的辨证论治理论体系是以我国古代哲学——朴素的唯物论和辩证法作指导思想,这种思想主要体现在以下4个方面。①阴与阳:《伤寒杂病论》中根据患者的临床表现,首先判断疾病是发于阴或发于阳,然后探讨疾病发展变化中正邪相互斗争,阴阳寒热虚实的相互转化等情况,决定相应的治疗方法。②邪与正:邪与正的力量对比及互相斗

争的结果,决定着发病后表现为虚证、实证或虚实夹杂,临床上亦以此决定
扶正与祛邪方法的应用。③标与本:根据疾病的标本关系,体现在治疗上的
从标从本,或先或后,或标本兼治。④常与变:讲的是矛盾的一般性与特殊
性、共性与个性、原则性与灵活性的辩证关系,在六经辨证及脏腑辨证中都
大量地体现出来。

肖德馨教授从哲学方法论方面对《伤寒杂病论》进行探讨。认为仲景所
创的六经辨证,体现了唯物辩证法的一些最基本的观点和规律,主要有:
①普遍联系的观点;②运动发展的观点;③对立统一规律;④质量互变规律。
这些唯物辩证法中最基本的法则,都被自觉地应用在六经辨证及脏腑辨证
之中,体现了相当丰富的辩证法思想。

俞长荣教授从唯物辩证观点来研究《伤寒杂病论》,把大论中体现的唯
物辩证观总结归纳为5个方面。①整体观念,这也是中医最具特色的基本观
念;②重视内因,同时也不忽视外因,内、外因共同作用于机体而致病;③知
常达变,"常"是一般性、共性,"变"为特殊性、个性;④透过现象看本质;⑤矛
盾的主次等。

杨麦青教授将仲景学术思想与自然辩证法进行比较研究,认为《伤寒杂
病论》的辩证法思想有以下7个方面。①矛盾统一律:《伤寒论》中的矛盾统
一,不是抽象的对立统一,而是通过六经病具体病理变化互相转化的对立统
一。②质量互变律:《伤寒论》六经分证的特点是质的特点,是质的规定;六
经传变是一个量变到质变的过程,每一经病内部的症状变化是量的规定,本
经自传则是量变。③现象与本质:《伤寒杂病论》中的六经分证及脏腑辨证
的概念,基本上都是概括了透过现象看本质的方法。④原因与结果:《伤寒
论》中六淫之邪致病即哲学上的作用原因,而六经病证乃是病因与机体反应
(内因)相互作用的结果。⑤同一性与差别性:同一性自身包含着差别性,并
且一切差别都是在中间互相过渡、转化,如《伤寒杂病论》中寒热、虚实之对
立演变就体现了这一点。⑥偶然性与必然性:凡六经传变、传经、直中、合
病、并病等,对个体来讲皆是偶然,而对种属来讲皆是必然的。⑦科学实践、
抽象和假说:这是指仲景学说的形成,本身就是科学实践、理论抽象、假说验
证的过程。

仲景的辩证法思想还体现在恒动观、和谐观及阴阳五行学说等方面。
恒动观是《伤寒杂病论》辩证论治思想的精髓,它不是把疾病看作彼此孤立
和静止不变的,而是把人体疾病当作一个实质上不断发展变化的过程。和
谐观是《伤寒杂病论》实施辩证论治的目的,它不是对抗性或杀灭性地解决
疾病相关问题,而是调理性或恢复性地使机体上下、表里、内外处于一个有
机统一体内。阴阳五行学说则是《伤寒杂病论》认识人体与疾病,诊断处理

及用药的基本指导思想。

　　总之,仲景在对人体疾病的研究及诊治过程中,自觉不自觉地应用了哲理,使得医理和哲理水乳交融,因而也使得仲景的学术思想具有广泛的启发指导意义和无限的生命力。

第三章 仲景医学思想解读

仲景文化思想源于其医学思想,要想探讨仲景文化,还需从解读张仲景医学思想入手。

张仲景是我国历史上最伟大的医学家,被后人奉为医圣,其所著的《伤寒杂病论》也被历代医者视为经典而备受推崇。各种整理注释、研究、发挥仲景《伤寒杂病论》的学术专著近 2 000 部,学术论文数万计,成为中外医学科学史上的一大奇迹。更为称奇的是:1 800 多年前仲景所创的理、法、方、药,不论是过去,还是现在乃至将来都一直有效地指导着临床,不但使无数的炎黄子孙受益,而且其声名和恩泽也远播并惠及海外,这不能不引起众多学者的兴趣而进行更加广泛和深入的研究。然而令人遗憾的是,《三国志》及《后汉书》这些所谓的正史未为这位伟人立传,以至于后人不能全面地解读这位伟大的医学家,有许多问题仍没有肯定的结论或者说尚不十分清晰,这不但影响了医圣的光辉形象,而且也有碍全面传承仲景精神,因而值得进行探讨。

第一节 "医圣"称谓的由来

清代著名医家陆久芝在《补后汉书·张机传》中说:"灵献之间,俗儒未学,醒醉不分,而稽论当世,疑误视听,名贤睿哲,多所防御。至于仲景,特有神功,乡里有忧患者,疾之易而愈之速,虽扁鹊苍公,无以加之,时人为之语曰,医中圣人张仲景。"《医林列传》也说:"古今治伤寒者未有能出其外者,其为诸方之祖,故后世称为医圣。"这里"医圣"的称号,既非政府授予,又非官方认定,而是因其疗效突出,其技艺超过古代的名医扁鹊、苍公而被广大民众所认可,其所创之方也被视为众方之祖而习用,故被称为"医圣"。

那么张仲景是何时被人尊称为医圣的,历来存在着两种观点:一是认为张仲景称为医圣始于晋代,二是认为张仲景被称为医圣是宋代以后的事。

一、"医圣"的称谓始于宋代

许多学者认为,张仲景被尊称为"医圣",不会早于宋代,持这一观点者有两个理由。

1. 不应早于孔子　在我国,被广大民众所熟悉的圣人当首推孔子,因此仲景被称为医圣不可能早于孔子的文圣。孔子在战国时期，仅是私人授徒的一个教书先生而已，到了汉代才开始受封，初为公侯；晋代封"文宣尼文"，尚未有"圣人"之盛誉；隋代封为"先师"，也未有"圣人"之名分；到了唐代才被封为"先圣"；至宋代被封为"至圣"，被推至中国读书人最高的地位，最后才成为"大诚至圣文宣王"。而医家仿效大体也是从宋代开始，张仲景在金元时期也只被称为亚圣，如金元四大家之一的刘完素说："仲景亚圣也，虽仲景之书，未备圣人之教，亦几于圣人焉。"直到清代著名医家陈修园才明确指出："医门之仲景，即儒门之孔子也。"周扬俊直说："仲景，医中之圣人也。"

2. 当时影响有限   仲景的著作问世以后，有相当一段时间流传不太广，影响也不甚大。《后汉书》《三国志》有华佗传而无仲景传，唐代的孙思邈在其《千金翼方》中说："江南诸师，秘仲景要方不传。"王焘的《外台秘要》也仅录《伤寒论》40 余条文，远没有达到明清时期一些医家"非仲景之书不读""非仲景之方不用"的崇高地位。《四库全书总目提要》卷一〇三提出，仲景之书"自宋以来，医家奉为经典"。说明张仲景及其著作，是在宋代以后才被人们重视起来，况且在隋唐以前的诸多医籍当中，尚未出现"医圣"之称谓。所以，张仲景在死后 100 年的晋代就被称为"医圣"是不大可能的。

二、"医圣"的称谓始于晋代

还有众多学者认为，张仲景被尊称为"医圣"应在晋代，持这一观点者有如下 3 个理由。

1. 文物为证   出土文物证明在晋代已称张仲景为"医圣"。《南阳县志》载："汉长沙太守张机墓，在延曦门东迤二里，仁济桥西北……郡东高阜处，父老久传为先生墓与故宅。洪武初年有指挥郭云仆其碑，墓遂没于耕牧。越二百六十余年，为崇祯戊辰九月，兰阳冯应鳌千里走南阳访先生墓不可得。后数年，园丁掘井圃中丈余，得石碣，碑文曰'汉长沙太守医圣张仲景墓'，是碑为郭云虽仆而仅存者也。"该碑已被定为国家二级文物，现陈列于医圣祠前拜殿中。这一墓碑虽说有"医圣"二字，却并未注明仲景何时被尊称为"医圣"，但有一点是肯定的，那就是该碑所立的年代应是在张仲景被称为"医圣"之后所立。1981 年，在修复医圣祠和筹办"医圣祠沿革陈列"过程中，工作人员在洗刷该碑碑基时，在墓碑后面发现了"咸和五年"4 个字。这咸和五年为东晋成帝司马衍的年号，为公元 330 年，这说明张仲景"医圣"的称谓始于晋代。

2. 专家认定   1981 年 12 月在南阳隆重召开"张仲景研究会暨首届学术讨论大会"上，国内医史界及《伤寒论》专家云集，多数研究者从墓碑的形制、碑文字体及雕刻手法、图案等多方面综合考证，认为刻有"医圣"文字的墓碑确系晋代墓碑无疑。所以,出土文物经专家认定足以证明张仲景"医圣"的称谓始于晋代。

3. 早有影响 尽管仲景著作问世后历经散乱,但无论何人得到何种版本,其著作早为人们所推崇。《唐会要》记载:公元760年,朝臣奏请颁令将《伤寒论》列为医师必考课目。至少说明两个问题:一是《伤寒论》的学术价值和地位已经得到民间和官方的一致认同;二是唐初已有较统一的《伤寒论》版本流行,但尚无官方刊印,可能是在民间以口诵手抄的形式进行传播。这与民众尊称其为"医圣"也颇为一致。

三、"医圣"之解读

1. 关于"圣人" 中国是一个崇尚圣人的国度,"圣人"是中国传统文化中的一个独特而重要的文化概念和社会现象。先秦时期,出于构建统一的稳定和谐的社会秩序的需要,儒、道等学派提出了"圣人"的概念,将其作为道德典范、政治权威、思想规范和高尚人格的统一化身。圣人观念对中国人的人生观、价值观影响深远,成为中国人追求的理想人格和修养目标。尽管儒家、道家对圣人的理解不同,但并不影响其在中国人心中的地位。后来,圣人的内涵有所扩大,逐渐反映到诸多领域,因此在中国古代有诸多圣人,如诗圣、画圣、书圣、商圣、酒圣、茶圣、文圣、兵圣、医圣等,他们都是各行各业的具有里程碑意义的代表人物。人们都崇拜圣人,但并非何人随便就可以被称为圣人的,他们对社会的贡献,虽没有可以量化的硬条件,但是他们的成就都是在各自的行业达到一个举世公认的高峰,后人难以超越而敬仰之,学习之,仿效之。尽管这些圣人行业不同,但他们有一个大家公认的标准,即道德高尚、智慧超群、业绩非凡。在医学方面,"圣人"之称早在春秋战国时期就已被广泛认识。中医四大经典之首的《黄帝内经》从多个方面来论述医学"圣人"。

一是洞悉治未病之理,并教导人们如何防病的人。《素问·四气调神大论》:"是故圣人不治已病治未病,不治已乱治未乱,此之谓也。夫病已成而后药之,乱已成而后治之,譬犹渴而穿井,斗而铸锥,不亦晚乎?"《素问·上古天真论》:"夫上古圣人之教下也,皆谓之虚邪贼风,避人有时,恬淡虚无,真气从之,精神内守,病安从来。"

二是深明天地阴阳之理,并示范人们如何养生的人。《素问·上古天真论》:"圣人者,处天地之合,从八风之理,适嗜欲于世俗之间,无恚嗔之心,行不欲离于世,举不欲观于俗,外不劳形于事,内无思想之患,以恬愉为务,以自处为功……"《素问·四气调神大论》:"夫四时阴阳者,万物之根本也,所以圣人春夏养阳,秋冬养阴,以从其根,故与万物沉浮于生长之门。"所以唐代医家王冰在注解《黄帝内经》这些经文时说:"与天地合德,与日月合明,与四时合其序,与鬼神合其吉凶,故曰圣人。"

三是精通各种治病之理,并掌握各种治病技巧的人。《素问·异法方异论》:"黄帝问曰,医之治病也,一病而治各不同,皆愈何也?"岐伯认为是我国的东、西、南、北各地的环境及习俗不同,故而因地制宜,用不同的治病方法,最后回答说:"故圣人杂合以治,各得其所宜,故治所以异而病皆愈者,得病之情,知治之大体也。"《素问·疏五过》则更具体而详细地论述了相关内容:"圣人之治病也,必知天地阴阳,四时经纪,五脏六腑,雌雄表里,刺灸砭石。毒药所主,从容人事,以明经道,贵贱贫富,各异品理,问年少长,勇怯之理,审于分部,知病本始,八正九候,诊必副矣。"

四是创立生存生活法则的人。《素问·疏五过》:"圣人之术,为万民式,论裁志意,必有法则,循经守数,按循医事,为万民副。"(副,助也),这个标准也与孟子所言的"大而化之之谓圣"相合。

以上说明,对高层次的医学精英人才称"圣人"是早在古代就有,并不局限于孔圣人之后。

2. 为何称张仲景为"医圣"　在张仲景之前的名医众多,如史书记载的扁鹊、苍公、医和等,与张仲景同时代的名医也众,最负盛名的是史书记载的被人们称为"神医"的华佗,然而这些名医均未被人们称为"医圣",反而是正史无传的张仲景被人们称为"医圣",这确实是一个值得思考的问题。

首先,在张仲景之前及张仲景同期史书有记载的医家,尽管名声远播,也有高尚的医德和高超的技术,但是缺乏对后人有指导意义的理、法、方、药,或者说只有零散事例,没有系统理论,因而只能被人们称为"名医""上工"甚至"神医",但仍没能达到医中之圣的高度。

其次,在张仲景之前出现的两部经典著作,一部是专论药物,托名为神农的《神农本草经》,一部是集体创作,托名为黄帝的《黄帝内经》,神农氏与黄帝是中华民族的始祖,其声名已至高无上,而且无法认定这两部书为神农氏和黄帝所著,也不能将他们的功绩局限于医学领域,因而也不能为医中之圣。

再来看张仲景,他除了有高尚的道德和超群的智慧外,还有别的医家难以企及的非凡成就。他是第一个奠定了中医辨证论治理论体系的医家,这种突显中医思维特点的思想一直影响着中医的发展方向;他是第一个将中医学的医学理论、治病方法、博采众方和药物用法融为一体而用于临床的医家;他是首创用六经辨外感热病,用脏腑辨内伤杂病的医家,所以深受后世医家的推崇,南北朝医家陶弘景赞曰:"唯张仲景一部,最为众方祖。"唐代著名医家,被后人尊称为"药王"的孙思邈晚年有幸得到仲景《伤寒论》条文赞道:"伤寒热病,自古有之,名医俊哲,多所防御,至于仲景,特有神功。"深受道家影响的唐代医学大家、《黄帝内经》的注释者王冰称:"南阳真人张仲景。"宋代名医大学士许叔微则把仲景之书与孔子之论相提并论,他直言:"不读仲景书,犹为儒不知有孔子六经也。"金代医家成无己也说:"自古诸方历岁漫远,难以考辨,唯仲景之方,众方之祖,医帙中特为枢要,乃大圣之作也。"明代医家能宗立在《伤寒运气全书·自序》说道:"仲景以不凡之姿,深究《内经》,探微索隐,继往开来。"清代医家、武状元费伯雄总结似地说:"仲景立方之祖,医中之圣,伤寒、金匮诸书,开启屯蒙,学者当奉为金科玉律。"清代医家徐灵胎甚至说:"仲景治病,乃天地之化机,圣人之妙用,与天地同不朽。"仅从以上举例可以看出,张仲景在医界的地位和影响是没有任何人可以超越的,所以被尊为"医圣"则是很自然的事。张仲景著作传入日本后,同样受到日本医学界的高度赞赏和崇敬,如喜多村直宽在其所著的《伤寒论疏义》中说:"医之有《伤寒论》,犹如儒家之'语孟'。"其意是说,在医学界,有《伤寒论》就如同儒学界有《论语》《孟子》一样,没有《伤寒论》的医学,就不能称其为医学。宇津木昆台在其所著的《古训医传风寒热病方经篇》中赞称张仲景及著作曰:"自开天辟地以来,从未见过如此妙文。若非圣人,孰能有此作。"永富独啸庵在其所著的《漫游杂论》中说:"我们的方书,唯独《伤寒论》是稀有的……《伤寒论》是既简明又确切的医学经典,济世活人之书……尊从古医道者,如果没有权势之心,则不必读许多医书,在枕边放一本《伤寒论》足矣。"这说明仲景及其著作在日本是何等的地位,其"医圣"之称谓也已超越了国界。

3.关于"亚圣"之称 金元四大家之一的刘完素曾说:"仲景亚圣也,虽仲景之书未备圣人之教,亦几于圣人焉。"此论曾引起不同的理解和争议:尊张仲景为"医圣"的一些学者对此论不以为然;持宋以前张仲景未被称"医圣"的学者以此论为依据,实际上都是没能对刘氏之论全面理解的一种认识。刘完素之论并没有否定张仲景为医中之圣的意思,也没有说金元以前没有"医圣"之称谓。这里说张仲景为"亚圣"是一个对比概念,是与古代圣人和"至圣"孔子对比而言,在中国古代众多的圣人中,真正影响中华民族正确生活与繁衍昌盛的当首推文圣孔子和医圣张仲景。孔子的学说是做人处世的道理;张仲景的学说是治病救人的法则。孔子学说奠定了完善人格、人与社会如何和谐相处的社会意识形态;张仲景学说奠定了济世仁术、人与自然如何和谐统一的完美生命科学。孔子教化民众修身养性以应世;张仲景教化医者博爱精术以医人。孔子学说与张仲景学说是人类得以美好生活和健康生存的基本理论,是保障人们身心健康的法宝,它们不但是中华民族的巨大精神财富,而且是全人类的伟大宝库。从广义的社会学角度上看,中国历史上确实无人能与孔圣人相比,各行业的最伟大人物也只能称"亚圣",若从医学角度上讲,无人能与仲景相比,因而称"医圣"则当之无愧。他们被后人奉为经典的著作的神奇作用,还在于几学习研究者深者得其深,浅者得其浅,常学常新,永不过时,超越时空,超越民族,超越阶级与政治,具有人类最广泛的适用性。几位现代外国医学家对张仲景的评价也能充分说明这一问题,美国医学家包默德说:"爱因斯坦创立了相对论,可早在一千八百年以前,张仲景就把相对论的原理应用到实践中去了,张仲景是全人类的骄傲。"美国前总统里根的保健医生哈德森博士在拜谒张仲景墓时说道:"张仲景创立的学说,是东方医学的宝库,也是世界医学的宝库。"日本东洋医学会会长寺师睦宗则说:"张仲景的医学思想是二十一世纪医学最先进的思想。"

第二节 张仲景的医学实践

张仲景在任长沙太守的时期内,仍未忘自己的医生职业,他不忍广大民众被疾疫所困,敢于冲破封建时代的官场戒律和等级界限,在府衙的大堂之上为百姓诊治疾病。随着来找他看病的人越来越多,干脆择定在每月的初一和十五两天停止其他公务,专门在太守堂为民众除疾,活人无数。张仲景的这一惊世之举深受人民群众的敬仰而成为千古美谈。这种方便患者的做法也影响到整个医药行业,许多药店也就冠以"××堂"。后世把在药店坐诊的医生称为"坐堂医",这种习俗一直相沿至今,如北京的"同仁堂"、杭州的"胡庆余堂"、济南的"宏济堂"、南阳的"仲景堂"等。长沙人民为了纪念这位为民除疾的太守,在长沙市修建了"张公祠",南阳人民为了纪念这位家乡的伟人,在南阳市修建了"医圣祠"。但长期以来,关于张仲景是否曾任长沙太守的问题,一直争议不断,这也直接涉及"大堂行医"的问题,因此,有必要进行探讨。

一、张仲景未曾任长沙太守

有一些学者认为张仲景未曾任过长沙太守,持这一观点者有3个理由。

1. 考之史书,无太守之载 《三国志》《后汉书》均无张仲景任长沙太守之记载,也无传记。据文献所载,在汉灵帝及汉献帝时期任长沙太守者按顺序为孙坚、苏代、张羡、张怿、韩玄、廖立。也就是说在仲景所生活的时间段内,没有其任长沙太守的史书记载。

2. 晋唐医籍,无太守之论 晋代太医令王叔和在其《脉经·序》中说:"仲景明审,亦候形证。"晋代文史学家、医学家皇甫谧《针灸甲乙经·序》云:"仲景广论伊尹汤液,为数十卷,用之多验。近代太医令王叔和撰次仲景选论甚精。"晋代著名道医葛洪的《抱朴子》有"仲景穿胸以纳赤饼"的妙术记载。至唐代孙思邈称赞仲景并在《千金翼方》中收载《伤寒论》条文以及王焘在《外台秘要》中引仲景伤寒条文均无"长沙太守"的记载。

在这一历史时期内,文化记事多有一个习惯,就是大凡做过官的人,常先举其官衔而后称其名,如淳于意之仓公、王冰之王太仆、王叔和之太医令等。若仲景确曾任过长沙太守,这些医家不可能不提。

3. 传序理校,似无仕途做官 《太平御览》何颙别传:"同郡张仲景总角造颙,颙谓曰:'君用思精而韵不高,后将为良医。'"何颙为当时名士,其品鉴人物甚准,被誉为"言无虚发"。何颙言仲景的"韵不高",即是说仲景没有当时文人入仕途的那种"韵"。汉末文人的那种"韵"是指议论高玄,善于言辞,故作旷达、飘逸洒脱的样子(当时的士大夫常以韵态相互标榜,借以推入仕途),因此何颙根据仲景的言谈举止推测其日后必为名医而难以做官,从"卒如其言"的结语来看,仲景当时没有做过长沙太守。根据《伤寒杂病论》自序中仲景所言:"怪当今居世之士,曾不留神医药,但竞逐荣势……蒙蒙昧昧,蠢若游魂。"对那些追求名利之人给予猛烈的抨击。痛斥那些"趋世之士,驰竞浮华,不固根本,忘躯徇物",这种被仲景唾弃的仕宦之途绝非专心于医学的仲景所追求的,因而他不可能去做什么长沙太守。

二、张仲景曾任长沙太守

众多学者,特别是古今众多医家都坚信张仲景曾任过长沙太守,只是时间较短而已,持这一观点者也有3个理由。

1. 地方志记载 明崇祯《长沙府志》卷二"郡职篇"载:"张机、长沙守,旧志有传。"说明在以前的《长沙府志》有关于张仲景任太守内容的记载。

清康熙《长沙府志》卷十"名宦志"记:"张机,字仲景,长沙太守,时大疫流行,治法杂出,机著伤寒论金匮,方行于世,民赖全活。"不但记其任太守,而且载其济世行医。

明嘉靖《南阳府志》载:"张机,字仲景,南阳人,产于涅,灵帝时举孝廉,官长沙太守。"明确为涅阳人,而且年轻时曾被推举为孝廉,后为长沙太守。

明嘉靖《邓州志》载:"张机,字仲景,涅阳人,学医于同郡张伯祖,尽得其传,灵帝时,举孝廉,官至长沙太守。"清乾隆时《邓州志》记载与此相同。除与《南阳府志》所记内容相同外,又指出其最早是跟师于同郡张伯祖习医。

长沙、南阳、邓州南北三地的地方志内容相符,可谓任太守的重要依据,尤其是《长沙府志》不可能凭空从南阳找一个人任长沙太守。其他如《河南通志》《南阳县志》均有类似记载。

2. 医籍中多记载 唐代甘伯宗的《名医录》载:"张仲景……举孝廉,官至长沙太守。"宋代陈振孙《直斋书录解题》卷十三记有:"伤寒论十卷,汉长沙太守南阳张机仲景撰。"宋代张杲的《医说》,宋代周守忠的《历代名医蒙求》,明代李濂《补后汉书张机传》,清代陆久芝的《张仲景传》等均有同类记载。

特别是宋仁宗嘉祐年间,高保衡、孙奇、林亿等奉诏校正医书,他们在给宋仁宗上表阐述《伤寒论》校定情况时写道:"张仲景,汉书无传,见名医录云,南阳人,名机,仲景乃其字也,举孝廉,官至长沙太守。"这不是一般的医著记录,而是向皇帝写的奏章,是一件非常严肃认真的事情,必须谨慎对待,所出的结论要比一般的史书、传记、医籍更为可靠。

历代医家绝大多数都承认张仲景任长沙太守的实事,清代著名医家陈修园甚至将其所著的一本书命名为《长沙方歌括》,因其编研的方剂出自于张仲景,后人更有诸多医家称张仲景为张长沙。

3. 古迹与传说

(1)南阳医圣祠 张仲景故乡人民于明代在南阳府城东重建了"医圣祠"以纪念这位伟大的医药学家,祠院正中坐落着张仲景的陵墓,墓碑正文为"东汉长沙太守医圣张仲景之墓"。碑的顶端刻着"万代医宗"4个字。

此墓碑的发现过程颇有传奇色彩。兰阳(今开封东之兰封)诸生冯应鳌,崇祯戊辰初夏,病寒热几殆。夜梦神人金冠黄衣,以手抚其体,百节通畅。问之,曰:我汉长沙太守南阳张仲景也。今活子,我有憾事,盍为我释之。南阳城东四里有祠,祠后七十七步有墓,岁久湮没,将穿井于其上,封之唯子。觉而病良愈。是秋,应鳌千里走南阳,城东访先生祠墓于仁济桥西。竭三皇庙,旁列古名医,内有衣冠须眉宛如梦中见者,拭尘视壁间,果仲景也。因步庙后求先生墓,已为明经祝丞蔬圃,语之故,骇愕不听。询之父老,云庙后有古冢,碑记为指挥郭云督修唐府烧灰焚毁。应鳌遂记石庙中而去。后四年,园丁掘井圃中,丈余得石碣,果先生墓,与应鳌所记不爽尺寸。下有石洞幽窈,闻风雷声,惧而封之。应鳌以寇盗充斥,不能行。又十余年,应鳌训叶,叶隶南阳,入都竭先生墓,墓虽封,就在洫流畦壤间也。问其主,易祝而包,而杨,杨又复归包,包孝廉慨然捐其地。郡丞汉阳张三异,闻其事而奇之,为募疏,请之监司僚属,输金助工,立专祠,重门殿庑,冠以高亭,题曰:汉长沙太守医圣张仲景祠墓。

(2)晋代墓碑 南阳医圣祠内有一块小碑,上书"汉长沙太守医圣张仲景墓"。诸多专家研究认为碑文字体有晋代之风,真书写就,仍存隶意,碑上刻有宝龛,宝龛上有莲花宝座,旁边是缠枝瑞草。祠内的另一块明碑上记载,明崇祯五年,当地百姓在菜园淘井,发现了这块石碑及仲景墓,随后就重建了医圣祠。

（3）长沙张公祠　清乾隆《长沙府志》卷十五"祀典篇"载："周昭王庙在东门外今废；樊公祠在大西门外祀汉樊哙；张公祠在北门内祀汉太守张仲景；陶公祠在南门外惜阴书院祀晋督陶侃。"长沙城内纪念历史名人的庙宇、祠院甚多，而东西南北四门则重祀数位影响巨大的重要人物。张公祠建于明末，内有仲景身着太守官服的望像，在神龛内还奉有"汉太守医圣张仲景先生之位"的牌位，几经毁建。清代《长沙县志》卷十四载："张公祠，乾隆八年（公元 1743 年），建于湘城（今长沙市）贤良祠之西（原长沙市保节堂街，今蔡锷北路湖南中医药大学第二附属医院现址），祀汉长沙太守张机。嘉庆二年（公元 1797 年），因祠宇倾圮，知县蒋绍宗奉府札，将拆卸接官亭木料并宁乡生员周胜烈捐资，重新修葺，祠宇一新。"1944 年，日军侵占长沙，祠宇被毁。1947 年在原地修建了"仲景堂"。现"仲景堂"已不复存留，但湖南省许多老中医还记忆犹新，并提议将此处财产仍归还中医界。

（4）民间习俗　在湖南长沙、湘潭等地，明清时期曾以正月十八日为医圣张仲景诞辰纪念日而举行各种活动。这种活动形式在南阳至今仍在进行，规模巨大，影响深远。当地及周边地区许多百姓在每月初一和十五仲景坐堂行医之日到"医圣爷"墓前祭祠以求驱除病灾。民间的俚语歌谣也颇为有趣，"墓前拜医圣，一生不得病，摸摸墓边羊，平安又吉祥"。现在仲景墓四角的四个羊头被人们摸得异常光滑。"药过十二三，大夫术不沾（不行之意），没读医圣书，怎敢把病看"。说明仲景的著作是为医者的必读之书。

三、是非解读

两种观点截然不同，都可以说是言之有理，可是有一个问题比较有意思，那就是对仲景大堂行医的行为未予深度关注，可是大堂行医的前提是任长沙太守，任长沙太守又没有当时的史书记载，不要说长沙太守，就是作为名医也是没有在陈寿的《三国志》和范晔的《后汉书》立传，确实值得讨论。

1. 为何正史无传　大凡能在史书中立传者必有其被立传的原因，大贤大善者，大恶大奸者，影响时局者，帝王将相，才子佳人，政客说客，文人名士等多为首选。尽管如此，被立传之人也毕竟是芸芸众生之极少数，绝大多数甚至非常杰出的人也不一定都被立传，张仲景为何未传，可能有以下 3 个方面的原因。

（1）历史条件所限　汉末与三国时期战乱不断，人们生活的基本条件都难以保障，大量的文献丧失也就不可避免。仲景所处的时代正值乱世之时，"文藉（籍）焚糜，千不遗一"（南朝医药学家陶弘景《本草经集注·序》）。就连张仲景自己所著的《伤寒杂病论》也曾散乱于民间，未能完整保留。范晔所著《后汉书》的材料来源也不完整，他所参考的诸多《后汉书》（如谢永的

《后汉书》、薛莹的《后汉书》、华峤的《后汉书》、谢沈的《后汉书》、袁山松的《后汉书》等)多已缺失。而诸多《后汉书》所依的是《东观汉记》,而《东观汉记》在撰写之始,仲景尚未出生(所记之事从光武帝建武至安帝初,公元25—113年);《东观汉记》在增修时,仲景尚在年少之时(桓帝元嘉中至灵帝熹平,公元151—177年),不可能为仲景立传。当仲景成就之时,《东观汉记》因时局动乱而停修,加之东汉王朝之覆灭,文献之丢失,范晔手中没有仲景的相关材料,更不可能为仲景立传。

(2)史学家的历史观所限　封建时代的史学家可谓是统治阶级的御用笔杆子,其修史的目的决定了他们对史料的选择及撰写方法,非对当时朝廷及国家政治、军事、外交影响较大的事和人一般不会收录。为医学家立传者甚少,因为医生这一职业,在当时属下层社会侍候人的职业,不被世人所看重,所以医者入史很难,有少数入史的医家也大多是为国君及有巨大政治影响的"贵人"看病的医家,事出有因。从扁鹊、苍公到郭玉、华佗等皆是如此。

(3)仲景的言行难合俗流　仲景观世态百象,痛百姓疾苦,曾毫不留情地批判当时的士人"举世昏迷""孜孜汲汲,唯名利是务"。他即使被推置长沙太守的位置上,仍心系百姓,为百姓诊病,甚至发展到每月初一、十五停止"办公",在大堂之上为普通百姓诊病,破坏了封建社会的等级观念,加之他为官时间很短,"政绩"并不突出,却仍热衷于医药,这在当时的士大夫眼中看来,确属不合礼教的非常之举,因而也不大可能被收入正史。

后人崇敬张仲景是因医而非因官,若仲景未曾做过长沙太守,以他的高风亮节和求实精神,决不会自我加一个无足轻重的太守乌纱以哗众取宠,沽名钓誉。其他人也无必要在"医圣"头上加一个不大不小、不轻不重的长沙太守官帽。更何况为什么不说他是南阳太守或者其他什么地方太守,偏偏要加一个长沙太守呢?尤其是在正史无传的情况下,岂不是画蛇添足。那么结论只能是他确实做过几天长沙太守,在没有其他文物及文献否定他不曾做过长沙太守的情况下,只能相信现存的文物及文献记载,那么大堂行医就是很自然的事。

2. 关于仲景医迹　诸多文献均载:张仲景"学医于同郡张伯祖,尽得其传"。那么张仲景为什么要学医于张伯祖,又是何时学医于张伯祖?可以稍作考证。首先张伯祖应是医德高尚的南阳名医,也有说与张仲景同族,所以张仲景才会拜其为师而学之,正如《古今医统》所言:"张伯祖南阳人,好方术精明脉决,治病十全,当时所重,仲景师之。"另外还有一个原因,那就是仲景经过何颙的品鉴点拨而专事医学。《太平御览·何颙别传》载:"同郡张仲景总角造颙,颙谓曰'君用思精而韵不高,后将为良医',卒如其言。"这不但说明仲景有从医的天赋,而且也基本指出仲景学医的年龄。总角一般指 15 岁左右,头发扎成两角样,常是儿童的代称。在古代 15 岁以前属蒙学阶段,15 岁以后就可以开始"专业"方面的学习。正如《大戴礼》所载:"古者八岁而出就外舍,学小艺焉,履小节焉;束发而就大学,学大艺焉,履大节焉。""古者太子八岁入小学,十五入大学也"。既然何颙言其韵不高,不宜入仕,宜业医,那就很自然地开始学医,所以仲景也大体上是 15 岁时开始跟随张伯祖学医。学成之后,仲景在什么地方行医呢? 大体上在 3 个地区。

(1)南阳地区　仲景是南阳人,其师父张伯祖也是南阳人,因此在南阳地区行医则是很自然的事。清代陆久芝《张仲景传》记曰:"张机,字仲景,南郡涅阳人也(南郡为南阳郡之误),灵帝时举孝廉,在家仁孝,以廉能称。建安中,官至长沙太守。在郡亦有治迹。"

(2)许洛地区　洛阳是东汉首都,许昌为曹操建都之地,且都与南阳相邻,仲景到此地行医,也是正常之事。唐代刘知几《史通·人物志》载:"仲景,元则,时才重于许洛。"宋代张杲《医说》:"后汉张机,字仲景,南阳人也。受术于同郡张伯祖。善于治疗,尤精经方。举以孝廉,官至长沙太守。后在京师为名医,于当时为上手。"《名医大传》也称仲景"后在京师,时人称为上手"。这里所言之京师,就是曹操在许昌建都之地。

明代李濂《医史》记载:仲景"少时与同郡何颙,客游洛阳。颙深知其学,谓人曰'仲景之术,精于伯祖。起病之验,虽鬼神莫能知之。真一世之神医也'。"由此看来,少年仲景已学有所成,深受何颙的赞扬与推介。当然也从另一侧面反映出何颙通过仲景来衬托出自己看人的独到眼光。

(3)江南地区　唐代孙思邈曾说"江南诸师秘仲景要方不传"。这说明仲景很可能在江南地区行医著述,其著作也因世乱而散佚于民间,所以才有部分医生得到仲景的一些方药秘而不传。具体说仲景在江南地区主要是荆州、长沙、湘潭一带。孙鼎宜《张仲景传略》载:"今长沙城北有张公祠,民岁以祀焉。湘潭俗以正月十八日为仲景生日,群然举酒作乐乐神。"这里的老百姓绝非无缘无故为一个外地人做纪念活动,这也证明张仲景曾在此地为官为医,造福百姓,方能有此待遇。

此外,方中行《伤寒条辨》称:"张松北见曹操,以其川中有仲景为夸。"可能张仲景也曾到过四川行医。

以上记载证明,张仲景学医于南阳,行医于南阳、洛阳、许昌、长沙、湘潭等地区,行医的方式以传统的方式为主,大堂行医则是其一个伟大的创举,故为后人传颂和效仿。

第三节　张仲景对医学的创新

仲景不但有令人称奇的医疗绝技,而且更有深远指导意义的医学理论及诊疗模式,有许多可以说是仲景的独创,一直影响着中医学的发展。

一、创立三大辨证体系

1.六经辨证　六经辨证是后人对《伤寒论》中太阳、阳明、少阳、太阴、少阴、厥阴等三阴、三阳辨证方法的简称。仲景将外邪导致的疾病在演变过程中所表现出的症状、体征,并根据人体抗病能力的强弱、正邪相争的情况,病势的进退和病情的缓急等各方面,进行全面的综合分析,找出其变化规律,归纳为六大证候类型,以此作为论治的依据。一般来讲,凡表现为抗病能力较强,病势亢奋的,多为三阳证,治疗以祛邪为主;抗病能力较弱,病势衰弱的,多为三阴证,治疗以扶正为主。六经辨证提纲如下。

太阳病:"太阳之为病,脉浮,头项强痛而恶寒。"(1)

阳明病:"阳明之为病,胃家实是也。"(180)"问曰:阳明病,外证云何?答曰:身热,汗自出,不恶寒,反恶热也。"(182)

少阳病:"少阳之为病,口苦,咽干,目眩也。"(263)

太阴病:"太阴之为病,腹满而吐,食不下,自利益甚,时腹自痛。若下之,必胸下结硬。"(273)

少阴病:"少阴之为病,脉微细,但欲寐也。"(281)

厥阴病:"厥阴之为病,消渴,气上撞心,心中疼热,饥而不欲食,食则吐蛔,下之利不止。"(326)

每一经病皆有表证、里证、实证、虚证、寒证、热证、变证、坏证等复杂情况,因而在临床应用时,仲景强调"观其脉证,知犯何逆,随证治之"。(16)

2.八纲辨证　八纲即阴阳、表里、寒热、虚实,八纲辨证即是将临床表现进行总体的阴阳分类和具体的病位、病性及正邪力量对比等情况进行归类分析,以此确定相应的治疗方法。

阴阳是八纲之总纲,是对疾病相对属性的总体分类。人之所病,皆可看作机体阴阳的偏盛偏衰所致。《伤寒论》第7条曰:"病有发热恶寒者,发于阳也;无热恶寒者,发于阴也。"是先从热象的有无及恶寒的病情来辨别疾病的阴阳属性,然后再根据具体情况来辨别属三阴三阳中的哪一类型和什么证候。《伤寒论·辨脉法》中论脉也以阴阳为纲,指出临床诊脉,先辨脉之属阴属阳:脉见浮、数、大、动、滑,则为阳脉而主有余;脉见沉、弱、涩、微、弦,则为阴脉而主不足。阴阳脉纲既明,则据阴阳脉法之理,即可统摄脉之浮沉、迟数、强弱、大小、尺寸之阴阳,以推测气血之盛衰,脏腑之虚实,营卫之和否,而起到以纲带目之作用。"问曰:脉有阴阳,何谓也? 答曰:凡脉大浮数动滑,此名阳也;脉沉涩弱弦微,此名阴也。凡阴病见阳脉者生,阳病见阴脉者死。"然后依此再详细讨论其他脉象。

"凡病,若发汗,若吐,若下,若亡血、亡津液,阴阳自和者,必自愈。"(58)以阴阳自和作为判断疾病痊愈的标准。"太阳病,得之八九日,如疟状……脉微而恶寒者,此阴阳俱虚,不可更发汗、更下、更吐也。"(23)以脉证辨出阴阳俱虚,故禁用汗、吐、下。在具体疾病的诊治过程中,也可用阴阳进行辨证来指导临床,如《金匮要略·百合狐惑阴阳毒病脉证治第三》讲百合病:"百合病见于阴者,以阳法救之;见于阳者,以阴法救之。见阳攻阴,复发其汗,此为逆,见阴攻阳,乃复下之,此亦为逆。"

表里是分析病位的浅深,一般来说病在经络肌表者为表证,病在脏腑者为里证。在表者发表,在里者攻里,表里同病者或先表后里,或先里后表,或表里同治,因而辨表里在临床中十分重要。如"伤寒脉浮,发热无汗,其表不解,不可与白虎汤。渴欲饮水,无表证者,白虎加人参汤主之。"(170)"伤寒十余日,热结在里,复往来寒热者,与大柴胡汤。"(136)"伤寒不大便六七日,头痛有热者,与承气汤,其小便清者,知不在里,仍在表也,当须发汗。""伤寒医下之,续得下利,清谷不止,身疼痛者,急当救里;后身疼痛,清便自调者,急当救表;救里宜四逆汤,救表宜桂枝汤。"《金匮要略·脏腑经络先后病脉证第一》中也讲道,"问曰:病有急当救里者,救表者,何谓也? 师曰:病,医下之,续得下利清谷不止,身体疼痛者,急当救里,后身体疼痛,清便自调者,急当救表也。"等等。辨表里而治的条文在仲景著作里十分常见。

寒热是指疾病的性质,一般而言,凡病势亢奋,阳热邪炽盛者,多属于热;病势沉静,阴邪偏盛者,多属于寒。《内经》所言之"寒者热之,热者寒之"也是在辨清疾病属性的基础上所确立的治法。仲景更是大篇幅以辨寒热来进行论治的。诸如:"太阳病,发热,汗出,恶风,脉缓者,名为中风。"(2)"太阳病,或已发热,或未发热,必恶寒,体痛,呕逆,脉阴阳俱紧者,名为伤寒。"(3)"太阳病,发热而渴,不恶寒者,为温病。"(6)等以寒热之辨定病名。"太阳病,发热恶寒,热多寒少。脉微弱者,此无阳也,不可发汗。宜桂枝二越婢一汤。"(27)以寒、热之多少来决定处方用药等。寒热之辨证尤其要注意寒热盛极的反常现象,也就是寒热真假的辨别:"患者身大热,反欲得衣者,热在皮肤,寒在骨髓也;身大寒,反不欲近衣者,寒在皮肤,热在骨髓也。"(11)

虚实是辨别正邪的盛衰,《内经》曰:"邪气盛则实,精气夺则虚。"故虚为正气虚,实乃邪气实。辨虚实,是临床决定用扶正与攻邪的关键,"发汗后,恶寒者,虚故也;不恶寒但热者,实也。""发汗病不解,反恶寒者,虚故也,芍药甘草附子汤主之。"(68)"伤寒十三日不解,胸胁满而呕,日晡所发潮热……潮热者实也,先宜服小柴胡汤以解外,后以柴胡加芒硝汤主之。"(104)"夫实则谵语,虚则郑声。郑声者,重语也。"(210)《金匮要略·胸痹心痛短气病脉证治第九》,"师曰:夫脉当取太过不及,阳微阴弦,即胸痹而痛,所以然者,责其极虚也。今阳虚知在上焦,所以胸痹、心痛者,以其阴弦故也。平人无寒热,短气不足以息者,实也"。《金匮要略·腹痛寒疝宿食病脉证治第十》:"痛者腹满,按之不痛为虚,痛者为实,可下之。舌黄未下者,下之黄自去。"

3.脏腑辨证 脏腑辨证是以整体观念为指导,以脏象理论为依据来论述疾病的病因病机,判断疾病的演变规律,以此确立预防及治疗方法。仲景的脏腑辨证体系虽在《伤寒论》中有所体现,但主要集中在《金匮要略》。例如,在病因的认识方面是以脏腑经络分内外,首先提出"三因学说","千般疢难,不越三条:一者,经络受邪,入脏腑,为内所因也;二者,四肢九窍,血脉相传,壅塞不通,为外皮肤所中也;三者,房室、金刃、虫兽所伤,以此详之,病由都尽。"在发病及病机演变方面提出"若五脏元真通畅,人即安和",以及"见肝之病,知肝传脾"等理论;在诊治方面则通过四诊举例,把诸多临床表现具体落实到脏腑病变上,以此指导临床实践。如《金匮要略·水气病脉证并治第十四》,根据水肿形成的内脏根源及其证候表现,而有心水、肝水、脾水、肺水、肾水之分;"心水者,其身重而少气,不得卧,烦而躁,其人阴肿。肝水者,其腹大,不能自转侧,胁下腹痛,时时津液微生,小便续通。肺水者,其身肿,小便难,时时鸭溏。脾水者,其腹大,四肢苦重,津液不生,但苦少气,小便难。肾水者,其腹大,脐肿腰痛,不得溺,阴下湿如牛鼻上汗,其足逆冷,面反瘦。"《金匮要略·中风历节病脉证并治第五》,将中风分为在络、在经、入腑、入脏进行辨证论治。《金匮要略》全书基本上都是以脏腑辨证为核心的。

仲景所创立的六经、八纲、脏腑辨证体系成为中医的基本辨证内容,并在后人的不断补充完善中更加成熟,发挥着巨大的作用。需要指出的是,仲景所创的三大辨证体系绝不是孤立的,而是相互渗透、相互印证、相互结合,从而全面体现其辨证论治思想。

二、创建辨病与辨证相结合的诊疗模式

现在人们都知道"辨证论治"是中医的精髓,"辨病治疗"是西医的特色,而实际上张仲景不但创立了"三大辨证"体系,而且同时又创建了辨病与辨证相结合的诊疗模式,这种诊疗模式不但在当时是世界医学的先进模式,即使在现在仍是中医、中西医结合常用的行之有效的诊疗模式。《伤寒论》各篇的篇名均以"辨某某'病'脉证并治"名之;《金匮要略》各篇的篇名均以

"某某'病'脉证治"冠之,其目的是:要人们首先掌握"病"的基本情况,在此基础上再结合不同证候、不同阶段的病理变化,选择与之相应的理、法、方药。如一个太阳病就有几十个证,如何诊治? 首先知道太阳病是病机在表,其基本表现是"脉浮、头项强痛而恶寒",然而不同机体、不同病邪,又有不同的证候表现,只有辨病与辨证相结合,才能制订符合实际情况的理法方药。《伤寒论》曰:"太阳病,桂枝证,医反下之,利遂不止,脉促者,表未解也,喘而汗出者,葛根芩连汤主之。"(34 条)本条既有太阳表证,具体表现为太阳中风之桂枝汤证(汗出、恶风、脉缓),本该用桂枝汤,医者误用下法,导致下利不止,太阳表证未解而热邪内陷肠腑,故用解表清里之葛根芩连汤。这种既注重整体共性规律以辨病,又特别强调证候动态变化以辨证的诊疗模式,贯穿于《伤寒论》《金匮要略》全书,且至今仍为医家所喜用。

三、创新给药途径

在古代乃至现代,中医治病最常见的给药途径是口服给药,口服给药虽有其他给药途径所不具备的优点,但口服给药也确有其局限性。张仲景在其《伤寒杂病论》中不但创制数十种不同剂型,而且也创新了除口服给药之外的薰、洗、浴、敷、舌下、滴耳等许多不同的给药途径。特别值得一提的是肠道给药的栓剂塞法及灌肠法,不但是当时世界上最早的有效给药途径之法,而且至今在临床上的通便、排毒、退热、降脂及治疗肾衰竭等仍屡试不爽。《伤寒论》:"阳明病,自汗出,若发汗,小便自利者,此为津液内竭,虽硬不可攻之,宜蜜煎导而通之,若土瓜根及大猪胆汁,皆可为导。"(233 条)在此条文下详细介绍了润肠通便的肛门栓剂"蜜煎导"的制作和用法,还指出使用"土瓜根"与"猪胆汁"灌谷道以通便。临床实践证明,肠道给药,特别是灌肠法不受患者吞咽功能障碍和消化液的影响,50% ~75%的药物不经肝脏解毒直接进入循环,吸收快,药效发挥迅速,是不良刺激较少且速效的一种应用前景广阔的治疗给药方法。

四、发明心肺复苏术

仲景的《伤寒杂病论》不但对外感病和内伤杂病有系统的理法方药,而且对一些急危重症也多有创新的抢救方法。如《金匮要略》杂疗方篇中对自缢死的抢救,就发明了世界上最早的心肺复苏术:"徐徐抱解,不得截绳,上下安被卧之。一人以脚踏其两肩,手少挽其发,常弦弦勿纵之。一人以手按据胸上,数动之。一人摩捋臂胫,屈伸之。若已僵,但渐渐强屈之,并按其腹。如此一炊顷,气从口出,呼吸眼开,而犹引按莫置,亦勿劳苦之。须臾,可与桂汤及粥清含与之,令濡喉,渐渐能咽,乃稍止。若向令两人以管吹其两耳突好。此法最善,无不活者。"这一连串缜密细致的操作,既有胸外心脏按压,又有拉臂压胸式、屈腿压腹式人工呼吸,既有配合药物,又有正确护理,确为原始的心肺复苏之术。

五、准确描述冠心病临床特征并创制系列方药

张仲景在《金匮要略·胸痹心痛短气病脉证治第九》对"胸痹"这一病临床特征的描述,与现代医学对冠心病的认识近乎一致,且针对冠心病的不同表现,创制了系列方来进行治疗。如该篇所描述的"心中痞"和"胸中气塞",是指轻度冠心病患者所常见的心前区满闷窒塞感;"胸背痛,短气""胸痹不得卧,心痛彻背"则指重型心绞痛发作,"彻"既有放射之意,正符合心绞痛具有向肩背部放射的特点;"心悬痛"是指心脏悬悸而痛,也反映出该病常伴有心律失常;"胸痹缓急"是冠心病的又一个特点,"缓急"二字说明该病具有发作性、时缓时急的临床特征。对该病的治疗,仲景根据病情创制了瓜蒌薤白白酒汤、瓜蒌薤白半夏汤、瓜蒌薤白桂枝汤、人参汤、茯苓杏仁甘草汤、薏苡附子散、乌头赤石脂丸等系列方进行治疗。这些方药至今仍在临床上被用于冠心病的治疗,确实不能不令人对医圣倍加崇敬。

六、最早论述肺脓肿的脉因症治

肺脓肿是感染等多种原因引起的肺组织化脓性病变,仲景早在1 800多年前就认识和掌握了该病的脉因症治,并将其定名为"肺痈"。他在《金匮要略·肺痈咳嗽上气病脉证治第七》中论述道,"问曰:病咳逆,脉之何以知此为肺痈? 当有脓血,吐之则死,其脉何类? 师曰:寸口脉微而数,微则为风,数则为热,微则汗出,数则恶寒。风中于卫,呼气不入;热过于荣,吸而不出。风伤皮毛,热伤血脉,风舍于肺,其人则咳,口干喘满,咽燥不渴,时唾浊沫,时时振寒。热之所过,血为之凝滞,蓄结痈脓,吐如米粥。始萌可救,脓成则死。"本病的脉象为"脉微而数",其病因为"风热",病机为"热伤血脉,风舍于肺,热之所过,血为之凝滞,蓄结痈脓"。亦即风热壅肺,痰瘀壅蓄,结聚成痈。其临床表现为"寸口脉微而数""汗出""恶寒""时时振寒"等,说明该病之起,有发热与恶寒;有"咳""喘满"说明本病有咳嗽、气喘、胸满闷;有"脓血""时唾浊沫""吐如米粥"等,则把本病的咳痰、咯血以及脓肿破裂到支气管后脓痰量大增,或伴有厌氧菌感染所致腥臭痰等症状,描述得准确、具体、形象。针对肺脓肿的临床表现,仲景为本病创制了苇茎汤、桔梗汤、葶苈大枣泻肺汤等进行治疗,这些方剂时至今日仍为临床医生所常用。

七、首创阑尾炎的病理诊断与保守疗法

阑尾炎为临床常见急症之一,西医学一向主张手术治疗,而早在东汉时

期,张仲景不但对本病有非常准确的认识和描述,而且首创了行之有效的保守疗法。他在《金匮要略·疮痈肠痈浸淫病脉证并治第十八》中指出:"诸浮数脉,应当发热,而反洒淅恶寒,若有痛处,当发其痈。师曰:诸痈肿,欲知有脓无脓,以手掩肿上,热者为有脓,不热者为无脓。肠痈之为病,其身甲错,腹皮急,按之濡,如肿状,腹无积聚,身无热,脉数,必为腹内有痈脓,薏苡附子败酱散主之……肠痈者,少腹肿痞,按之即痛如淋,小便自调,时时发热,自汗出,复恶寒,其脉迟紧者,脓未成,可下之……大黄牡丹汤主之。"他将本病定名为"肠痈",明确指出肠痈的病理机制是"此为腹内有痈脓"。尽管当时缺乏病理解剖知识及手术探查,但仲景仍能断定此病是肠内生痈化脓,其高明之处不能不令人叹服。仲景指出本病"发热""洒淅恶寒""时时发热"等,乃言患者常表现为体温升高;"腹皮急",系指患者有腹肌紧张;"若有痛处,当发其痈",是指病变部位;"按之即痛如淋",是指患者有局部压痛;"如肿状""少腹肿痞"则相当于阑尾周围脓肿。为治疗本病,仲景创制了大黄牡丹汤及薏苡附子败酱散,该药方至今仍被应用于临床,使许多阑尾炎患者免于手术之苦。而西医则是在公元1886年才认识这一疾病的,并在1902年巴黎外科学会上提出了"一经确诊,立即手术"的治疗方法。由此可见,西方医学不但对该病发生机制和临床表现的认识较仲景晚之又晚,而且在治疗上单一进行手术的做法较之仲景亦似嫌绝对而逊色。

八、发现化脓性皮肤病与肾炎相关

仲景在《金匮要略·水气病脉证并治第十四》中记载:"脉浮而洪,浮则为风,洪则为气,风气相搏,风强则为隐疹,身体为痒,痒为泄风,久为痂癞,气强则为水,难以俯仰,风气相击,身体洪肿。""视人之目窠上微拥,如蚕新卧起状,其颈脉动,时时咳,按其手足上,陷而不起。"此段所描述的水气病与现今所认识的肾炎水肿极为相似,其所论之水气病的形成机制也与肾炎发病机制甚为吻合。条文中脉浮为风指的是发病之外因,是水气病形成的条件,此与现代"由溶血性链球菌感染所致"的认识相当;脉洪为气是人之气,指内因,为水气病形成之根据,此与现代所云之体质因素相当;"风气相搏"即内外因之结合斗争,便产生免疫反应,免疫复合物性肾炎便因之而生。文中"隐疹""痂癞"之出现,实为链球菌感染后所致之化肿性皮肤病。仲景能够在1 800多年前发现化脓性皮肤病与肾炎水肿病的形成存在着内在的关联性,且将其作为致病之因进行论述,实在是观察入微,思辨卓远,难能可贵。

九、最早发现白塞综合征并提出症治

白塞综合征又称口-眼-生殖器综合征,因土耳其医生白塞于1937年发

现此病而得名。该病的主要症状为口腔、皮肤、眼及生殖器等部位出现细小血管炎或溃疡。这些病状均见于《金匮要略·百合狐惑阴阳毒病脉证治第十三》中。仲景当时将其命名"狐惑病"："狐惑之为病，状如伤寒，默默欲眠，目不能闭，卧起不安，蚀于喉为惑，蚀于阴为狐，不欲饮食，恶闻食臭，其面目乍赤、乍黑、乍白。甘草泻心汤主之。""蚀于下部苦参汤洗之。蚀于肛者，雄黄熏之。""病者脉数，无热，微烦，默默但欲卧，汗出，初得之三四日，目赤如鸠眼；七八日，目四眦黑。若能食者，脓已成也，赤豆当归散主之。"条文中所描述的"蚀于喉""蚀于阴""蚀于上部""蚀于下部""蚀于肛"等，即今之咽喉、口腔及前后二阴所形成的炎症或溃疡；"目赤如鸠眼""脓已成"则指今之虹膜睫状体炎及前房积脓。可见现代对白塞综合征症状的认识与1 800多年前仲景所描述的狐惑病何其相似！更为可贵的是，仲景用内服和熏洗的方法进行治疗，至今仍不失为有效的治疗方法。

十、首立妇人病三篇及产后三病

中医对妇科病的认识由来已久，《史记·扁鹊仓公列传》言道："扁鹊名闻天下。过邯郸，闻贵妇人，即为带下医。"在中医四大经典之首的《黄帝内经》里有对妇女生理、病理及治法的一些记载。这说明中医学早就重视妇科疾病，但并无妇科方面的专著，至张仲景在其所著的《金匮要略》中方有妊娠、产后、杂病三篇妇科专论，这一开山之作为后世妇科学形成专门学科及其进一步发展奠定了基础，开辟了道路，因此可称为"妇科临床之祖"。

《金匮要略》第二十至二十二这三篇妇科专著记载有妇人妊娠、产后及杂病，包括了经、带、胎、产多种妇科疾病，而且较为详尽，有病名，有证候，还有相应方药。这些理、法、方、药目前仍在妇科临床上发挥着指导作用以及被临床广泛应用。如治疗妊娠恶阻属脾胃虚寒证的干姜人参半夏丸；温经补虚的温经汤，活血调经的桂枝茯苓丸、大黄蛰虫丸，温阳补血的胶艾四物汤；治产后血虚腹痛的当归生姜羊肉汤；治妇人脏躁的甘麦大枣汤等，用之得当，效如桴鼓。

产后篇首先指出了产后三大证，即病痉、郁冒、大便难，并阐明这产后三病为较急之证，其主要机制是血虚津伤，应引起高度重视和及时处理。

第四节　张仲景医学伟业探因

长期以来，中医界的学者们一直推崇仲景的高尚医德和职业精神，学习仲景的理法方药和高超技艺，研究仲景的学术思想和应用价值，但都较少探究仲景为何能成就伟业。探求仲景成就伟业的原因，或许会对中医人才的培养有一定的启发意义。张仲景被奉为医圣,其著作被尊为经典,这其中必有其理。能够成就这一伟业绝不是偶然的,而是与仲景所处的历史地理条件、社会文化背景和个人的素质等有着非常密切的关系。

一、地理自然条件

南阳为我国人类发源地之一,境内"南召猿人"考古成果可证。周时为申国,春秋时楚置宛邑。近几年在南阳市区八一路发现春秋时代大量高规格古墓可证。秦时置宛县,为南阳郡治。汉代的南阳基于优越的地理与自然环境,在政治、经济、文化诸方面都有着特殊的成就,当时在全国居于领先地位,成为一个十分重要的独特文化区域。南阳建郡始于战国后期,秦昭王三十五年(公元前 272 年)初设南阳郡,郡府在宛(今之河南省南阳市)。在两汉的 400 多年间,南阳作为一个大郡,隶属于荆州。西汉时下辖 36 县,东汉时下辖 37 城。辖区东起比阳(今河南泌阳),南至蔡阳(今湖北枣阳)、复阳(今河南桐柏),西至武当(今湖北丹江口),北至鲁阳(今河南鲁山)约 5 万平方公里。郡府均在宛城。

汉代南阳的农业、手工业、商业、经济均十分发达。在南阳市区发现汉代冶铁遗址规模广大。南阳与长安、洛阳、邯郸、临淄、成都并列为全国六大都会,时称"宛周齐鲁,商遍天下,富冠海内"(《盐铁论·力耕》),一跃成为全国特大城市,堪与京城洛阳相媲美。因而当时的文人常以"驱车策驷马,游戏宛与洛"为一大快事。两汉时期,南阳素为兵家所争之地,具有重要的战略地位,伴随着动荡不安的世局,南阳一度成为一个政治中心。在绿林起义爆发后,刘演、刘秀、刘玄等人起兵于舂陵(今湖北枣阳),加入绿林军的行列,公元 23 年,绿林军进军宛城,刘玄在淯阳称帝,建立起更始政权。后刘秀在洛阳称帝,史称东汉。东汉建立后,因刘秀发迹于南阳,故南阳有"帝乡""南都"之称,诸多重臣均来自于南阳,名门望族遍布境内,张仲景之张氏族姓亦为望族之一。这一时期南阳政治地位快速提升,文化氛围浓厚,百业名人辈出。其深厚的政治、文化底蕴对仲景的成长产生了一定的影响,为其成才奠定了文化基础。

南阳在汉代相当长的时期内政治、经济、文化昌明隆盛,悠久而丰富的文化哺育出众多杰出人物。1 000 多年前的唐代大诗人李白对古南阳发出这样的感慨:"此地多英豪,邈然不可攀。"毛泽东在新闻名篇《中原我军占领南阳》中说道:"南阳为古宛县,三国时曹操与张绣曾于此城发生争夺战。后汉光武帝刘秀,曾于此地起兵,发动反对王莽王朝的战争,创立了后汉王朝。民间所传二十八宿,即刘秀的二十八个主要干部,多是出生在南阳一带。"这说明南阳地理位置十分重要,不仅自古就是兵家必争之地,而且人才辈出。

地处中原的南阳,北靠伏牛山,东扶桐柏山,西依秦岭,南邻江汉,盆地北部缺口与华北平原相连,中南部是河湖冲积的平原,构成三面环山、南部开口的马蹄形盆地。区内伏牛山主峰犄角尖海拔2 212.5米,山高谷深,植被繁茂;盆地最低点是诸葛亮火烧新野之城南,海拔仅77.3米,地势低洼,河湖相连,沃野百里。伏牛山和桐柏山构成我国长江、黄河、淮河三大水系的分水岭,自然气候属亚热带与北温带的过渡带,季风进退与季节交替分明。这种特殊的地理自然条件,适宜各种动、植物的生长,山区又蕴藏着各种矿藏及丰富的化石,因而有着极为丰富的天然药材资源。据不完全统计:南阳地区的动、植、矿物中药材达2 436种,这成为临床用药的基本保障。张仲景的治疗用药当然也就因地制宜使用这里所产的药材,其所著《伤寒杂病论》所用的绝大多数药物及许多药食两用的品种均可在这里找到,所以其书被称为"众方之祖"也是有一定物质基础的。

二、社会医疗环境

汉魏之际,因社会各种矛盾日益尖锐,冲突不断升级,农民起义此起彼伏,统治阶级内部则各立私党,你争我夺,直至群雄割据,魏、蜀、吴三国鼎立,几乎是连年战祸,兵荒马乱,疫疾流行,民不聊生。南阳在这一历史时期发生过多次大规模的战乱和自然灾害。

中平元年(公元184年)黄巾起义,张曼成起兵于南阳,一举攻占宛城,打死南阳太守。东汉朝廷大为震动,重新任命太守,全力镇压起义军,在将近一年的时间内,南阳作为黄巾起义的中心地区,经历了惨烈的战争,遭受了严重的破坏。三国时期,更因为南阳处于魏、蜀、吴之交叉点,拉锯式的战事不断,使其政治、经济、生产等各个方面都遭到前所未有的摧残与破坏,以致在这块大地上"白骨委积,人相食啖"(《东汉会要》),兵荒与灾荒,贫困与饥饿,导致广大民众体质下降,抗病能力下降,由此而使各种疾病尤其是传染病得以长期流行。这就是人们常说的"大兵之后,必有大疫""大灾之后,必有大疫"的规律。疫疾暴发流行,则呈现出"家家有僵尸之痛,室室有号泣之哀,或阖门而殪,或复族而丧"(曹植《说疫气》)的令人恐惧的悲惨景象。处于底层的平民百姓则首遭其害,即使是贵族阶层,尽管他们的生活条件及医疗保健条件较好,但也往往难以幸免。这时的医界则着力研究应对这些疫疾。在我国有这么一个现象,战乱年代,民多疫疾,往往产生一些临床大家,和平时期,生活安逸,往往产生一些养生学大家。

东汉末年,疫疾经常暴发,十分猖獗,这也不可避免地波及张仲景的家族,正如他在《伤寒杂病论》自序中所写:"余宗族素多,向余二百,建安纪年以来,犹未十稔,其死亡者,三分有二,伤寒十居其七。"亲人的沦丧与横夭,更使他感慨伤心，自己作为一个医生，竟没能有效地挽救亲人的生命，这不能不促使他"勤求古训，博采众方"，去探求一种能够防治疫疾的方法。这样的社会背景，这样的疾患状况，在客观上为他参与大量的临床诊疗活动和收集历代及当时医家们防治疫病的经验与教训，创造了很好的条件。

三、医药基础条件

人类在长期的生活实践及与疾病做斗争的过程中，从开始的本能反应，到有意识地对疾病进行观察、总结与思考，逐渐产生了早期的医药学。我国春秋战国乃至秦代这一历史时期，是中国文化蓬勃发展的第一个高峰期，伴随着"诸子峰起，百家争鸣"的学术洪流，也就自然地出现了中国乃至世界历史上最早的一批医药学著作。到了两汉时期，随着人文和自然科学的发展，中医学基础理论体系也基本成型。这一时期，人们对简、册、卷、籍、文献文物的整理与保存也颇为重视，著述也比较兴盛。仅在班固所撰的《汉书·艺文志》中所载医学书目就有医经七家，共二百一十六卷；经方十一家，共二百七十四卷，由此可见当时流行并收集整理的医学文献，从数量到内容已具有相当的规模，这为仲景学术思想的产生奠定了较厚实的医学基础，所以仲景在著《伤寒杂病论》时才得以"撰用《素问》《九卷》《八十一难》《阴阳大论》《胎胪》《药录》"(《伤寒杂病论》自序)等书，可惜的是，到了东汉末年，大量的简、册、卷、籍、文献文物遭到兵火灾害的洗劫和摧毁。《汉书·艺文志》中所载书目的绝大多数没能流传下来，仲景所看到并作参考的书有些也亡佚了，就连仲景所著的《伤寒杂病论》也散乱于民间。仲景参考的书目至今得以流传者也只有《素问》《九卷》《八十一难》与《阴阳大论》的内容。《九卷》学者们公认为即《灵枢》，它与《素问》共同组成《黄帝内经》。《八十一难》即《难经》。《阴阳大论》有学者认为主要是讲运气学说的，就是唐代王冰补入《素问》中的七篇大论(任应秋《内经十讲》)，方药中教授耗多年心血专门研究《七篇大论》。仅从现存的《黄帝内经》和《难经》来看：阴阳学说、五行学说在当时已被医学吸收并作为认识人体的方法论，且广泛地应用于医药学的各个领域；以脏腑经络为中心的人体生理病理学说基本形成；人与自然、人与社会相关联的病因、病机学说也已建立；望、闻、问、切的四诊手段已运用于临床实践；统一整体观、和谐理念已成为中医学的基本指导思想；辨证论治的思想也初步萌芽。由此可以看出，《黄帝内经》《难经》等医经的出现，说明中医学基础理论体系已基本建立并逐渐完善，这就为仲景成就伟业奠定了良好的理论基础。例如仲景所创的六经辨证即源自于《素问·热论》六经热病证候分类及病理传变，并融汇了《内经》《难经》等医经中有关脏腑经络、荣卫气血的生理病理学说，病因病机学说，运气学说，以及四诊方法等，创造性地把外感热病错综复杂的病证及演变加以临床研究、分析总结，归纳为三阴三阳6个大的证候群。每个证候群既反映了病变部位的表、里、经、腑（或脏），也反映了病候性质的寒、热、虚、实；既能反映疾病状态的正邪消长变化，又能反映疾病发展变化的规律和应当采取的处置方案。因此便成为对外感热病乃至杂病有效的辨证纲领及论治准则。后世用于治疗外感热病的一系列辨证方法，如卫气营血辨证、三焦辨证等，无不由此发展而来。

秦汉以前，中医学基本上分为医经与经方两大家。医经的重点是论述基本理论，经方则是一些用于临床的经验之方，二者还没有能够有机地结合起来，这从《汉书·艺文志》中有关医药学书目的记载上可以看出。仲景的学术思想不但吸收了汉以前的医经理论，同时也吸收了大量的经验之方，并将二者有机地结合起来。汉代以前的经方，传世者极少，仅从近些年出土的汉代医学牍简（如长沙马王堆三号墓出土有《五十二病方》，甘肃武威出土的《治百病方》等）来看，当时在医疗实践中早已突破了单味药物的应用，而广泛使用复方治病。这些复方的组方配伍，已有一定的水平，剂型种类也较为丰富，但其辨证论治的水平仍停留在经验用方的较低级阶段，也没能很好地和基础理论结合起来。然而医经与经方的日渐充实，无疑为仲景的"勤求古训、博采众方"奠定了坚实的基础。据学者们研究：仲景《伤寒杂病论》中的一些处方源自于《汤液经法》。《汤液经法》（亦称《汤液经》）在西汉以前未见文献记载，该书首见于《汉书·艺文志·经方类》"汤液经法三十二卷"。可惜的是此书已不得见，所幸的是在敦煌医学卷子中发现有"华阳隐居陶弘景撰"的《辅行诀脏腑用药法要》（亦简称《辅行诀》），该书所记医方主要来源于《汤液经法》。学者们通过深入细致的研究，《辅行诀》透出了两个信息。其一是证明了晋代学者皇甫谧《针灸甲乙经》序文中所言的一句话："仲景论广伊尹汤液，为数十卷，用之多验。""伊尹《汤液》"即皇甫谧所认为伊尹著的《汤液经法》，而事实上《汤液经法》是西汉时期托名伊尹的一部经方著作。《辅行诀》"弘景曰：外感天行，经方之治，有二旦、六神大小等汤。昔南阳张机，依此诸方，撰为《伤寒论》一部。"其二《伤寒杂病论》中的一些医方源自于《汤液经法》，该书虽后世不得见，但张仲景见到过，皇甫谧见到过，《辅行诀》的作者陶弘景也见到过，因而《辅行诀》与《伤寒杂病论》中的一些方同源于一个祖本经方——《汤液经法》。

从《辅行诀》现存的56首经方中发现有一些与仲景方相同，如方名主治大致相同者：《辅行诀》方与张仲景方、小白虎汤与白虎汤、小玄武汤与真武汤（亦称玄武汤）、大青龙汤与小青龙汤。方同而异名者：《辅行诀》方与张仲景方、小补心汤（第一方）与瓜蒌薤白半夏汤、大补心汤（第一方）与枳实薤白桂枝汤、小泻脾汤与通脉四逆汤、小补脾汤与理中丸、建中补脾汤与小建中汤、小青龙汤与麻黄汤、大白虎汤与竹叶石膏汤（易人参为半夏）、小朱鸟汤与黄连阿胶汤。

方名已改但在仲景行文中仍留有旧方名者:如《辅行诀》小阳旦汤与《伤寒论》之桂枝汤,药物组成、主治及用法均同,仅方名有异。但在《伤寒论》卷二"辨太阳病脉证并治上第五"有文曰:"证象阳旦,按法治之而增剧,厥逆,咽中干,两胫拘急而谵语。"关于其中"阳旦"之名称,成无己注为"桂枝汤别名也。"《金匮要略》卷下"妇人产后病脉证并治第二十一"云:"产后风,续数十日不解,头微痛恶寒,时时有热,心下闷,干呕汗出,虽久,阳旦汤续在耳,可与阳旦汤。"注曰"即桂枝汤"。除此以外,在《伤寒杂病论》还可发现一些方是《辅行诀》的衍化方,则是仲景根据病情而进行的加减改造方。

当代伤寒大家聂慧民教授研究东汉时我国中医药的基本状况如下。

(1)社会的发展,特别是农业的高度发展,植物类药物治病已被广泛地应用。以砭石、针灸为主的治疗方法,似乎已退居次要地位。

(2)民间验方和独到的秘方,较为集中于少数方技之士的手里,专业医生的职业逐渐形成,家传授受和师徒相传是当时医学传承的主要形式,医药学逐渐形成专门技术,但不轻易向社会公开。

(3)部分巫祝还兼做医生,许多读书人仍鄙视医疗卫生工作,且以业医为耻。就连华佗这样的"神医"都有这种思想,可见当时医生的社会地位确实很低。

(4)医经学派逐渐形成,从理论上也由迷信的神学巫医学开始走向以哲学理论分析医学的较为科学的自然哲学阶段。

(5)道家的理念和丹鼎派道士的烧炼服食等化学研究以及验方的广泛应用,开始对医学的发展产生一定的影响。

上述的医药学基本条件,才使得张仲景"勤求古训,博采众方"成为可能。仲景所言之"古训"即当时之医经;仲景所言之"众方"也就是当时流行于世的经验方。在当时的"古训"与"众方"这些医药知识面前,张仲景则是通过"勤求"与"博采",并结合自己丰富的临床经验,在继承的基础上进行了创新,使医学理论与临床实践有机地结合起来,熔"医经""经方"为一炉,使理、法、方、药一线贯穿,从而建立了较为完备的辨证论治体系,形成了行之有效的临床方剂学。所以,后世对张仲景的《伤寒杂病论》便有"辨证论治专著""急症学专著""方书之祖""众方之祖"等美誉。而今天,我们常把仲景的著作称为"经典",把《伤寒杂病论》所载之方称为"经方",其含义已大大超出了仲景那个时代的"医经""经方",成为医者当遵守效仿的"经典"或"典范"。

四、个人素质条件

要想成为一个合格的医生,特别是成为一名技艺高超的医生,除各种客观条件外,个人也必须具备一定的条件,就医圣张仲景而言,我们至少可以解读出他身上具备的 5 种素质。

1. 医学悟性　学中医除了具有一定的知识基本功外,大家公认的是要有一定的悟性,悟性高的人容易理解中医之理,悟性差的人,终其一生,收效甚微。正如仲景在《伤寒杂病论》自序中所言:"天布五行,以运万类,人禀五常,以有五脏,经络府俞,阴阳会通,玄冥幽微,变化难极。自非才高识妙,岂能探其理致哉!"仲景自幼聪敏,考虑问题细致周密,对医学这门关乎人的性命的学问领悟很快,所以何颙言其"用思精",且断言"将为良医",果如其言。这种悟性可能有天生的成分,但更重要的悟性基础是勤奋好学和文化根底。

2. 目的明确　为什么学医? 学医为什么? 这是为医者不能回避的现实问题,解决了学医目的的问题,那么自觉性、积极性就高,甚至可以激发自己的潜能,提高医学领悟能力。张仲景研究"伤寒"的起因,乃是其亲人惨遭"伤寒"之害,正如他自己所说:"余宗族素多,向余二百,建安纪年以来,犹未十稔,其死亡者,三分有二,伤寒十居其七。感往昔之沦丧,伤横夭之莫救,乃勤求古训,博采众方……"这是一种孝慈悲悯之"仁心"的表现,由感伤亲人的不幸,延展到关心他人的疾苦,由"仁者爱己"升华到"仁者爱人"的博爱情怀。因而提出了一个医学目的的命题,医学为什么? 张仲景明确指出:"上以疗君亲之疾,下以救贫贱之厄,中以保身长全,以养其生"(《伤寒杂病论》自序)。尽管这里有一些封建意识和等级观念,但这种博爱情怀和明确的目的,不能不说是仲景的一个动力。

3. 虚心学习　从某种意义上说医生的这个职业是一个终身学习的职业,能否虚心学习,是能否成为一个高明医生的重要因素。张仲景就是能够虚心学习的典范,首先他能尊师好学,深得其师张伯祖的悉心传授,故"尽得其传"。仲景并不满足于此,特别是对前人的经验就十分重视,他在《伤寒杂病论》自序中开篇即言:"余每览越人入虢之诊,望齐侯之色,未尝不慨然叹其才秀也。"秦越人用综合疗法成功抢救虢国太子,用望诊诊断齐侯疾病由浅入深的过程确实令人叹服,对仲景来说这就有了学习的榜样,秦越人高超的"起死回生"之术与望色诊病的技艺对仲景影响很大,因此向他人学习,向医经、经方汲取营养是仲景能够成就伟业的原因之一。他的学习态度很明确,那就是"勤求古训,博采众方",而且坚决反对那些"不念思求经旨,以演其所知"和"各承家技,终始顺旧"的不思进取和抱残守缺思想行为,由此可以看出,继承与创新是贯穿在仲景学习、行医全过程的一条主线。

4. 科学态度　在中国早期的奴隶制社会,最初医学掌握在巫医手里。随着社会的进步与科学的发展,医和巫逐渐有了分工,但医学仍在相当长的时间内受到巫术及迷信的影响。到了两汉时期,医药学虽然发展到一个较高的水平,但巫术、神权迷信仍有一定的市场。因而患者被迷信、巫术所愚弄,所延误,导致病情加重甚至死亡者经常发生。同一时期,在中国唯物论的哲学体系也逐渐形成。科学的思想也逐渐动摇了巫术迷信的地位,特别是当时已经成书的《黄帝内经》充分体现了医学领域的科学思想,这就使张仲景得以冲破神权、迷信、巫术与天命观的束缚,而以无神论的唯物世界观来看待事物,以科学的态度来研究并解决医学问题。然而"举世皆迷,莫能觉悟"的状况令仲景痛心,他大声疾呼那种"降志屈节,钦望巫祝"的蒙昧愚蠢做法,最终只能是"告穷归天,束手受败"。他清醒地认识到,神权、巫术、迷信是医学发展的极大障碍,医学必须摒弃这些东西,要用科学的态度、科学方法、科学的医药来治病救人。

5.认真细致　我们中国人常说"人命关天",是说人的命是如天之大事,而医者人命所系,来不得半点马虎。张仲景目睹那些"曾不留神医药,精究方术"的居世之士;"驰竞浮华,不固根本,忘躯徇物"的趋世之士;"竞逐荣势,企踵权豪,孜孜汲汲,唯名利是务,崇饰其末,忽弃其本"的虚伪行为;特别是面对那些不读经论,不精医理,"名承家技,终始顺旧"的凡医们,临诊马虎,草菅人命的惨痛现实,深感作为有仁爱心与责任心的医者的重大使命。他严厉痛斥那些诊病不认真细致的医疗行为:"省疾问病,务在口给,相对斯须,便处汤药,按寸不及尺,握手不及足,人迎趺阳,三部不参,动数发息,不满五十,短期未知决诊,九候曾无仿佛,明堂阙庭,尽不见察,所谓窥管而已。"这样应付患者,"欲视死别生,实为难矣"。这使仲景深深感到,为医之不易,为医之事大,应像秦越人那样认真细致,准确诊疾,方不负为"医"之名。从仲景《伤寒杂病论》中对疾病的动态描述和方药的加减诸方面,完全可以看出仲景认真细致的态度,他永远是我们医务工作者学习的楷模。

综上所述,南阳仲景能够成就一番伟业,绝非偶然,有客观条件,有主观条件,有人文环境,有个人素质,是值得我们深思的问题,更是值得我们继承的宝贵财富。

第五节　张仲景医学思想传承

仲景《伤寒杂病论》成书之后,时逢汉末三国数十年战乱,这种社会动荡和竹简成书的时代,书籍极易散失,那么何人有幸能得到仲景之书呢? 不外仲景家人、仲景弟子及与他相交之人。据历史文献记载,高平人(今山东)王叔和(公元177—255年)因知仲景为其同族名人王仲宣诊病之神,敬仰其学而随仲景学医,即使未成为登堂弟子,确与仲景弟子卫汛有交,亦受仲景之学,知仲景著作的重要价值。后王叔和又为魏、晋太医令,因此有能力也有条件对散乱的仲景之书进行撰次整理,使仲景之书始行于世。《针灸甲乙经》《太平御览》《医说》及隋、唐史志等每录有仲景叔和书目,然而令人遗憾的是,同仲景一样,史书未为叔和立传,缺乏其生平事迹。叔和撰次仲景之书,虽曰行世,但并未广泛流传,因而至唐代孙思邈有"江南诸师秘仲景要方不传"之感叹。在这一时期不但《伤寒杂病论》十六卷原著已不得见,而且散见于其他文献中的仲景著作也纷繁不一。

一、宋以前传承情况

1.魏晋时王叔和撰次仲景之论与《脉经》之中(约公元250年左右),基本反映了仲景原著的概貌。卷七主要编次《伤寒论》的内容,卷八、卷九主要收录仲景杂病方面的内容。皇甫谧《甲乙经》序说:"近代太医令王叔和,撰次仲景,选论甚精。"

2.西晋葛洪虽为道医,但在其《肘后备急方》中多次引录"张仲景诸要方"。在《肘后备急方》序中有:"省仲景、元化、刘戴《秘要》《金匮》《绿秩》《黄素方》近将千卷"之语,虽不见完整内容,但也首次出现"金匮"之名。

3.东晋陈延之的《小品方》收有仲景《辨伤寒》与《张仲景杂方》之目,可惜《小品方》久佚,其所收录仲景著作的内容也随之佚不得见。《小品方》部分内容被宋《秘阁四部书目录》所收录。《小品方·序》(作于公元454—473年)曰:"汉末有张仲景,意思精蜜(密),善详旧效,通于往古,未闻胜者"。

4.梁朝阮孝绪(公元479—536年)《七录》收载有《张仲景辨伤寒》十卷、《张仲景评病要方》一卷。这里的《张仲景辨伤寒》与《小品方·序》中所称之《张仲景辨伤寒》应为同一部分内容。

5.《隋书·经籍志》有"张仲景方十五卷","梁有张仲景,评病要方一卷""张仲景疗妇人方二卷"。隋·巢元方著《诸病源候论》,其伤寒门中有《伤寒论》之内容,而不著仲景之名,可能是转引自《小品方》等书的。但巢氏可能见到仲景杂病的内容,他在"妇人三十六疾"中说道:"仲景义最玄深,非愚浅能解。"

6.唐代孙思邈在《千金翼方》中以"方证同条,比类相附"的形式在卷九、卷十收了《伤寒论》的内容,其他卷中也收录一些杂病的内容。此内容由北京中医药大学的钱超尘教授校注后出版,名为《唐本伤寒论》(含有一部分杂病内容)。

7.唐代王焘《外台秘要》(约公元752年)中引仲景之方,不分伤寒方和金匮方,皆称《仲景伤寒论》。

8.《旧唐书·经籍志》载有"张仲景药方十五卷王叔和撰"。

9.《新唐书·艺文志》(公元1060年)除有"王叔和张仲景方十五卷"外,

还有"《伤寒卒病论》十卷"。这也是仲景之书第一次以《伤寒卒病论》的名称出现。

10.这一时期还有诸多文献载有仲景书目。如《崇文总目辑释》："《伤寒论》十卷，张仲景撰，王叔和编。"《通志·艺文略》："张仲景《伤寒论》十卷，晋·王叔和编次。"《郡斋读书后志》："张仲景《伤寒论》十卷。"《直斋书录解题》："《伤寒论》十卷，汉长沙太守南阳张机撰。"

11.侯康《补后汉书艺文志》录有"张仲景《脉经》一卷，张仲景《金匮玉函经》八卷，张仲景《评病要方》一卷，《五脏论》一卷，《方》十五卷，《口齿论》一卷，《治妇人方》一卷"。晋、隋、唐历代传抄《张仲景方》十五卷，到宋时则分别雕刻为"伤寒类"和"杂病类"两个系统而分别流传：将《张仲景方》中之"伤寒"内容单独雕版印刷，名为《金匮玉函经》凡八卷。将《张仲景方》中之"杂病"内容单独雕版为 6 种：①张仲景《脉经》一卷；②张仲景《五脏论》一卷；③《五脏荣卫论》一卷；④《金匮要略方》三卷；⑤《疗黄经》一卷；⑥《口齿论》一卷。《脉经》一卷即《金匮要略》之脏腑经络先后病脉篇；《五脏论》一卷有多种版本，内容也有出入，应以张元素所传者为完整；《五脏荣卫论》一卷即《金匮要略》之五脏风寒积聚篇；《金匮要略方》为《金匮要略》之主要内容；《疗黄经》一卷即《金匮要略》之黄疸病篇；《口齿论》一卷已佚不可见。《宋史·艺文志》除《伤寒论》外，还有"《脉经》一卷，《五脏荣卫论》一卷，《金匮要略方》三卷，《疗黄经》一卷，《口齿论》一卷，《金匮玉函》八卷"的记载。

这一时期，所传仲景著作名称纷繁，不但与仲景自序的《伤寒杂病论》书名不符，而且与原著的"一十六卷"有差距。

二、宋明之书名一统

宋代发明了活字印刷术，为著述及文献整理创造了有利条件，特别是大兴校书之风。治平二年(公元1065年)，国家召儒臣高保衡、孙奇、林亿等校订《伤寒论》，治平三年校讫《伤寒论》"同体而别名"之《金匮玉函经》。其序曰："自仲景于今八百多年，唯王叔和能学之，其间如葛洪、陶弘景、徐之才、孙思邈辈，非不才也，但各自名家而不能修明之。开宝(公元968—975年)中，节度使高继冲曾编录进上，其文理舛错未经考证，历代虽藏之书府，亦缺于勘校，是使治病之流，举天下无或知者。国家诏儒臣校正医书，臣等续被甚选。以为百病之急无急于伤寒，今先核定张仲景伤寒论十卷，总二十二篇，证治合三百九十七法，除重复者有二百二十方，今请颁行。"在林亿等人看来，晋唐名医只有王叔和较为全面地学习了仲景学说，且仲景之书即使收藏所藏也差错较多，未经考证与校勘，从应急的角度出发，先校勘出伤寒之内容。由于《金匮玉函经》是"条列于前,方汇于后",不如《伤寒论》之论方一体那么方便实用,因此长期以来《伤寒论》渐领风流而《金匮玉函经》备受冷落。

在这一时期,掌管内廷的贡奉翰林学士王洙(公元1034年)在馆阁中发现了彭城节度使高继冲献于朝廷的仲景著作《金匮玉函要略方》。此书为经人编录的《伤寒杂病论》的一种节略本。公元1057年此书交于校正医局,由孙奇等人校订,孙奇等人在《金匮要略方论》序中曰:"翰林学士王洙在馆阁日于蠹简中得仲景《金匮玉函要略方》三卷,上则辨伤寒,中则论杂病,下则载其方并疗妇人。"《伤寒杂病论》本为十六卷,今只三卷,其节略可知,序中又云:"臣奇先校定《伤寒论》,次校定《金匮玉函经》,今又校成此书。"可知《金匮玉函经》与《金匮玉函要略方》是两本书,实乃《伤寒论》之别本。至此,张仲景《伤寒杂病论》十六卷本原书已不得见,经林亿等人校定的《伤寒论》基本成为定本。由孙奇等人将《金匮玉函要略方论》去掉"玉函"二字为《金匮要略方论》,删削此前已颁行《伤寒论》中的相关条文,收采散落于《千金要方》《外台秘要》《古今录验》等著作中的仲景方,而最终成为《金匮要略》之定本。仲景大论经晋、隋、唐颠沛流离,散乱丢失,终于到了宋代方得成形,虽未能保持原貌,且被一分为二,但这部旷世宝典,终得传承,恩泽后世。

一个比较有意思的现象是:自《伤寒论》和《金匮要略》基本定型以后,历代医家似乎特别偏爱《伤寒论》,因而名家几乎皆以研读《伤寒论》为必需。从这个意义上讲,林亿等人校定之宋本《伤寒论》不但规范、统一了伤寒版本,而且造就了历代名医,如宋代就有:韩祗和的《伤寒微旨论》、朱肱的《南阳活人书》、庞安时的《伤寒总病论》、郭雍的《伤寒补亡论》、许叔微的《伤寒九十论》等。

金大定十二年(公元1144年)成无己第一个全面对《伤寒论》进行注解,书名为《注解伤寒论》,因宋本《伤寒论》日益难觅,后之习医者读此书者日盛。其后,宋刻原版(也称治平本)《伤寒论》渐不可见,所能见者,为明代万历中赵开美之仿刻本较近宋本《伤寒论》原貌。赵开美(公元1563—1624年),又名琦美,字仲朗,号元度、清常道人,常熟虞山人,官至刑部贵州司郎中,受奉政大夫。博闻强记,喜好方术,与其父皆好藏书,家有藏书馆名为"脉望馆"。每遇所喜之孤、珍、善本,则其父作序而子刻之,以资用藏。宋本《伤寒论》《金匮要略》至明万历年间,已难寻觅。甚至金成无己之《注解伤寒论》也甚为稀少,仅有少数藏书家及医家有之。万历二十三年(公元1595年),虞山疾疫流行,赵氏家族多人染病,后得善用仲景之术的名医沈南昉诊治痊愈。所幸的是,沈氏手上就有成注本《伤寒论》,即索而刊行。后又刻《金匮要略方论》(上、中、下三卷)、《伤寒类证》(上、中、下三卷)及《集注伤寒论》。将此四书合为《仲景全书》于明万历二十七年(公元 1599 年)刊行。这就是后世所传人们常言之赵开美本。

对于《金匮要略》而言,人们对此关注的程度远不及《伤寒论》,因而学习、研究者也比较少。其版本影响最大者当属"宋本"。所谓宋本,是指宋朝较正医书局校定并刊行的版本,也就是林亿、孙奇等人所校之《金匮要略方论》。后之版本,皆由此而来,但是其原版至明已很少见,今已不可得。所能见者则多由赵开美本而来,至于赵开美所刻之《金匮要略》也在《仲景全书》之中,其源于宋本或源于经他人校刻之本。赵开美在"刻仲景全书序"中言道,"沈君曰:《金匮要略》,仲景治杂病之秘也,合并刻之,目见古人攻击补泻缓急调停之心法。先大夫曰:小子识之,不肖。孤曰:敬哉!既合刻,则名何从,先大夫曰:可哉,命之名《仲景全书》。"从此段话似乎可以看出该本为赵氏家藏之本,经沈氏点拨而得以重视。另从赵本前面所收录的邓珍序来看,似乎又参考了元代(公元 1340 年)邓珍的校刊本,其邓序曰:"张仲景,以颖特之资……作《伤寒杂病论》方合十六卷……惜乎后之传者,止得十卷,而六卷则亡之。宋翰林学士王洙,偶得杂病方三卷于蠹简中,名曰《金匮方论》,即其书也……林亿等奉旨校正,并版行于世。今之传者,复失三卷。仆幼嗜医书,旁索群隐,乃获于盱之丘氏,遂得与前十卷表里相资……故不敢秘,圣勒诸梓,与四方共之。后至元庚辰樵川玉佩邓珍敬序。"由此序中"今之传者,复失三卷"及由"丘氏"所得来看,亦直接为宋刊之本。明以后有多种校刻本,包括传入日本的翻刻本也大多源于赵开美本。

对《金匮要略》之注解,朱丹溪的弟子明代赵以德为之先河。曹炳章《历代伤寒书目考》曰:"注伤寒,宋有五十七家,金二十家,元三十家,明九十一家,共计一百九十八家。而《金匮要略》唯明赵以德《金匮玉函要略衍义》一家而已。"从此以后,注解研究《金匮要略》的医家才日益隆盛。

仲景《伤寒杂病论》在传承过程中,被后人一分为二,即《伤寒论》和《金匮要略》。《伤寒论》以宋本为正,但原版已不得见,所能见者为明朝赵开美本及金朝成无己的《注解伤寒论》。近代又发现传世的三种古本:一为长沙古本,亦谓长沙刘崐湘本。在湖南经何键手写印行,刘仲迈义疏,书名虽为《伤寒杂病论》,但内容只有伤寒而无杂病。一为桂林古本。号称第十二手稿本,由桂林罗哲初交黄竹斋,黄竹斋以《伤寒杂病论》为书名刊于西安,其内容同样以伤寒为主。一为康平古本。由日本人大冢敬节发现并刊行于日本,在中国也有复刊本,名为《康平伤寒论》,与正本《伤寒论》大同小异。

其杂病部分经林亿、孙奇等人校刊名为《金匮要略玉函方》,后世所传多数称为《金匮要略》或简称为《金匮》。然而在传承过程中,有些人把《金匮要略》与《伤寒论》之别本《金匮玉函经》相混。《金匮玉函经》八卷,经林亿等人校刊,其序文明确讲道:"《金匮玉函经》与《伤寒论》同体而别名……臣等先校定《伤寒论》,次校成此经。其文理或有与《伤寒论》不同者,然其意义皆通,圣贤之法不敢臆断,故并而存之。凡八卷,依次归目,总二十九篇,一百一十五方。"《通志·艺文略》中载有《金匮玉函》八卷,即是此书。而赵希弁《郡斋读书后志·卷二》却载:"《金匮玉函经》八卷,后汉张仲景撰,晋朝王叔和集,设答问形证脉理,参以治疗之方。仁宗朝,王洙得于馆中,用之甚效,合二百六十二方。"误以《金匮要略玉函方》为《金匮玉函经》。马瑞临《文献通考》《经籍考》载有《金匮玉函经》八卷,但在其下却将陈振孙《直斋书录解题》说《金匮要略》之语引于《金匮玉函经》之下:"林亿等校正此书,王洙于馆阁蠹简中得之,曰《金匮玉函要略方》,上卷论伤寒,中论杂病,下载其方并疗妇人,乃录而传之。今书以逐方次于证候之下,以便检用,其所论伤寒文多饰略,故但取杂病以下,止服食禁忌。二十五篇,二百六十二方而仍其归。"可见当时确有许多人误将《金匮玉函经》与《金匮玉函要略方》混为一谈。

三、大论被奉为经典

中国古代是非常尊崇经典的,也就是说人们将那些非常重要的、能影响人们言谈举止的权威性著作奉为经典,并以之作为一种规范,这也是中国传统文化的一个重要特征。所谓经典,《现代汉语词典》释曰:"指传统的具有权威性的著作。""尊为典范的著作。"《古代汉语》释经云:"织布直线为'经',跟'纬'相对。旧说以圣人的著作为'经'又以可作道德标准为'经'。"释典曰:"重要的文献、简册、书籍(如)'三坟(三皇)五帝之书'。成语'高文典册',引申为法,可遵循的准则。"老子的《道德经》则是道家的主要经典。"四书(《大学》《中庸》《论语》《孟子》)五经(《易经》《尚书》《诗经》《周礼》《春秋》)"则是儒家的主要经典。

医家经典的基本概念源自于班固的《汉书·艺文志》,该书据刘歆《七略》列方伎为四种,即"医经""经方""房中""神仙"。其中隐秘的"房中"和虚无的"神仙"不属于医学内容,而关于"医经",《汉书·艺文志》曰:"医经者,原人血脉、经络、骨髓、阴阳、表里,以起百病之本,死生之分,而用度箴石、汤火所施,调百药,齐和之所宜。至齐之得,犹磁石取铁,以物相使,拙者失理,以愈为剧,以生为死。"关于"经方",《汉书·艺文志》则说:"经方者,本草石之寒温,量疾病之浅深,假药味之滋,因气感之宜,辨五苦六辛,致水火之齐,以通闭解结,反之于平。及失其宜者,以热益热,以寒增寒,精气内伤不见于外,是所独失也,故谚曰:有疡不治常得中医。"在汉代以前医经家主要讲医学理论,经方家主要用治病方药,而至仲景则选用医经的内容,加以发挥与改造,选用经方的一些内容,加以扩充与发展,并使两者紧密地结合起来。"撰用《素问》《九卷》《八十一难》《阴阳大论》……"则是传承了汉以前的医经,"勤求古训,博采众方"则是集汉以前之经方,这就使医经的理论能最大限度地发挥其指导作用,使经方的应用有了充分的理论依据。仲景的这种理、法、方、药为一体的创举和辨证论治的方法就奠定了整个中国临床医学的基础,因而也就很自然地备受历代医家所推崇。其人为"医中之圣""犹儒家之孔子",其著作"字字珠玑""最为众方之祖"。明代李濂《医史》中称仲景之书:"自汉魏迄今,海内学者,家肄户习,诵读不暇,如士子之于六经然……"可见仲景其人其书在医学界的影响和地位。然而真正将其著作定为经典则是 20 世纪 60 年代末的事,中医四大经典,仲景独居其二。1960 年,人民卫生出版社出版了由北京、上海、广州、南京、成都五所中医院校联名编著的中医院校试用教材《内经讲义》《中药学讲义》《伤寒论讲义》《中医内科学讲义》……等 17 种教材,在这些中医教材前言中讲道:"本教材取材于四部古典医籍——《黄帝内经》《神农本草经》《伤寒论》《金匮要略》和历代名著的基本内容,并密切结合各个学院的教学和临证的实际经验,用现代语言尽可能全面和系统地介绍了中医药学知识。"明确指出"四部古典医籍"的书名和在高等中医教育"教学内容"中的地位和方法,而且《黄帝内经》《伤寒论》《金匮要略》后来也成为中医研究生教育的基本学科。

《黄帝内经》《神农本草经》《伤寒论》和《金匮要略》逐渐被人们公认为中医四大经典,这四部书之所以被奉为中医经典著作,其根本原因在于这些著作的内容,是中医药学"传统的具有权威性的著作"和可作为"法、训、遵守的准则"的典范书籍。如《黄帝内经》是我国现存医学文献中最早的完整系统的第一部古典医籍,后人也将其分为《素问》《灵枢》两部书。该书较全面地论述了人体结构、生理功能、病因病机、常见病证、诊断方法、防治方法等方面的知识和技能。其中《素问》详细阐述了脏象、经络、病因、病机、治则、治法、摄生、阴阳、五行和运气等中医基础理论。《灵枢》详论了经络、腧穴、营卫、气血、针灸原理及运用手法等基础知识和基本技能。

《神农本草经》是我国现存最早的一部中药学专著。记载了 365 种植物、动物、矿物药的性味、功效和主治病证。以药物功效的强弱和对人体的不同作用分为"上、中、下三品",首创药物分类方法。"总论"药物的"四气五味"药性和适应证,创立"七情"(单行、相须、相使、相恶、相畏、相杀、相反)配伍原则以及有毒药物应用方法、剂量和禁忌等用药法则。

《伤寒论》和《金匮要略》是我国现存最早、最完整的临床医学专著。《伤寒论》主要论述外感热病(包括传染病)的发病规律、临床表现,以"六经辨证"的方法示范辨证论治基本法则,收集并创制了一大批行之有效的经方。《金匮要略》主要论述"杂病",概括出"三因"引起人体脏腑、经络、组织器官及气血津液各种病变,并分门别类地进行辨证论治,更广泛地"博采众方"示人以规范,后世中医治疗学皆是由此继承和发展而来。中医经典的确立,不但为中医教育奠定了基调,而且也成为中医人才成长的指南,正如著名中医学家任应秋先生所说:"学中医,首先要读好《灵枢》《素问》《伤寒论》《金匮要略》几部经典著作,因为它是汉代以前许多医家的总结,许多文献的结晶,是中医学理论的基础。应'精读',把它读得'烂熟',才能算打下了比较坚实的理论基础。"姜春华教授也说:"《伤寒论》《内经》《神农本草经》《金匮要略》,似'四子书'(《论语》《孟子》《大学》《中庸》,旧读书人幼年必读之书),必须扎实学好。"

到 21 世纪,我国许多中医院校则把中医四大经典认定为《黄帝内经》《伤寒论》《金匮要略》和《温病学》,前三者未变,只是将《神农本草经》改为《温病学》。《温病学》是以吴鞠通的《温病条辨》和叶天士的《外感温热篇》为主要内容,主要论述外感温热病(含各类传染病的)的发病原因、变化规律及辨证论治,特别是创制了一批行之有效的方药,颇具临床指导价值。这也是随着时代的变化,根据中医临床实际对中医经典的再认识,不管如何变化,而仲景著作仍占其二,已经充分证明仲景著作在中医学中的崇高地位。

第六节 仲景文法

所谓仲景文法,是指仲景所著《伤寒杂病论》的文字理法,后世也有人称"仲景笔法"。仲景文法受当地文化的影响较大,在南阳浪漫飘逸的楚文化、博大沉雄的汉文化与凝重厚实的中原文化交汇融合,衍生出一种浪漫与现实并存,飘逸与凝重兼容,大气与灵动共生的"宛文化"。张仲景《伤寒杂病论》的文法总的来说是以古代"白描"为主,但其中确有楚汉的雄辩浪漫文风及传统文化的"语法"规范,甚至还夹杂方言俚语,这也是我们研读仲景著作不可回避的问题。

一、论辩文法

论辩的行文方法最有力者多用问答的形式,以激发活跃人的思维。朱丹溪在《格致余论》中说:"假说回答,仲景之书也。"其实《黄帝内经》也多以黄帝问、岐伯等臣子答的形式阐发医理,而仲景之书则是以自问自答的形式以体现辨证论治思想。《伤寒杂病论》书名为"论",部分的篇名皆冠以"辨"某某脉证并治,可见《伤寒杂病论》主要是通过"论辩"的形式以阐发其理、法、方、药的。仲景的论辩绝非抽象的"徒托空言",而是通过脉、证、理、法诸方面体现出来。全书基本上以此种形式为主,仅举几例。

1. 辩脉法

"问曰:脉有阴阳何谓也。答曰:凡脉大、浮、数、动、滑此名阳脉也,脉沉、濡、弱、弦、微此名阴脉也;凡阴病见阳脉者生,阳病见阴脉者死。"论辩阴脉、阳脉及依脉判断预后。

"问曰:病有战而汗出,因得解者何也? 答曰:脉浮而紧,按之及芤,此为本虚,故发战而汗出也。其人本虚,是以发战,以脉浮,故当汗出而解也,若脉浮而数,按之不芤,此人本不虚,若欲自解,但汗出耳,不发战也。"

"问曰:病有不战,不汗出而解者,何也? 答曰:其脉自微,此以曾经发汗、若吐、若下、若亡血,以内无津液,此阴阳自和,必自愈,故不战汗出而解也。"论辩战汗的诸种情况。

2. 《金匮·脏腑经络先后病脉证第一》

"问曰:上工治未病,何也? 师曰:夫治未病者,见肝之病,知肝传脾,当先实脾。四季脾旺不受邪,即勿补之。中工不晓其传,见肝之病,不解实脾,唯治肝也。"以肝病实脾为例论辩治未病之理。

"夫人禀五常,因风气而生长,风气虽能生万物,亦能害万物,如水能浮舟,亦能覆舟。若五脏元真通畅,人即安和,客气邪风,中人多死。千般灾难,不越三条:一者,经络受邪,入脏腑,为内所因也;二者,四肢九窍,血脉相传,壅塞不通,为外皮肤所中也;三者,房室、金刃、虫兽所伤。以此详之,病由都尽。"论辩导致人体发病的三方面原因,也即著名的"三因学说"。

3. 《伤寒论》

(1)太阳篇如:"伤寒一日,太阳受之,脉若静者为不传,颇欲吐,若躁烦,脉数急者,为传也。""伤寒二、三日,阳明少阳证不见者,为不传也。"论辩感邪后的传经问题。

"病有发热恶寒者,发于阳也;无热恶寒者,发于阴也。"论辩病发于阴,病发于阳的表现情况。

(2)阳明篇如:"阳明病,本自汗出,医更重发汗,病已瘥,尚微烦不了了者,此必大便硬故也。以亡津液,胃中干燥,故令大便硬。当问其小便日几行,若本小便日三四行,今日再行,故知大便不久出。今为小便数少,以津液当还入胃中,故知不久必大便也。""阳明病,潮热,大便微硬者,可与大承气汤。不硬者,不可与之,若不大便六七日,恐有燥屎,欲知之法,少与小承气汤,汤入腹中,转矢气者,此有燥屎也,乃可攻之。若不转矢气者,但初头硬,后必溏,不可攻之,攻之,必胀满,不能食也。欲饮水者,与水则哕,其后发热者,必大便复硬而少也,以小承气汤和之。不转矢气者,慎不可攻也。"此详细论辩大便硬的诸多问题。

（3）少阴篇如："少阴病，下利，脉微者，与白通汤。厥逆无脉，干呕烦者，白通加猪胆汁汤主之。服汤脉暴出者死，微续者生。"论辩无脉的治疗情况。

（4）厥阴篇如："伤寒先厥后发热，下利必自止，而反汗出，咽中痛者，其喉为痹。发热无汗而利，必自止。若不止，必便脓血，便脓血者，其喉不痹。"论辩喉痹与便脓血。

上述引文确有一种大气磅礴的雄辩之风，言之有力，不容置疑。我们如果从论辩分析的角度去读《伤寒杂病论》，去理解《伤寒杂病论》，去研究《伤寒杂病论》，不但在医学知识方面领悟《伤寒杂病论》的真正思想，而且在文学方面也会产生一种"耳目一新"的感觉。

二、韵文文法

《伤寒杂病论》不但注重论辩，而且也以优美的散文夹杂着韵文来阐发医学道理，文采飞扬，医理召彰。其表现形式多沿用秦汉时期常用的四字句体，散韵相间，不时切换，错落有致，极其古朴典雅。

如《辨脉法》中"清邪中上，浊邪中下，阴气为栗，是膝逆冷，便溺妄出，表气微虚，里气微急，三焦相溷，内外不通，上焦怫郁，脏气相熏，口烂食断也。中焦不治，胃气上冲，脾气不转，胃中为浊，荣卫不通，血凝不流，若卫气前通者，小便赤黄，与热相搏，因热作使，游于经络，出入脏腑，热气所过，则为痈脓。若阴气前通者，阳气厥微，阴无所使，客气内入，嚏而出之，声嗢咽塞，寒厥相追，为热所拥，血凝自下，状如豚肝，阴阳俱厥，脾气孤弱，五液注下，下焦不盍，清便下重，令便数难，齐筑湫痛，命将难全"。

《平脉法》中："问曰，脉有三部，阴阳相乘，荣卫气血，在人体躬，呼吸出入，上下于中，因息游希，津液流通，随时动作，效象形容，春弦秋浮，冬沉夏洪，察色观脉，大小不同，一时之间，变无经常，尺寸参差，或短或长，上下乖错，或存或亡，病辄改易，进退低昂，心速意惑，动失纪纲，愿为具陈，令得分明。师曰，子之所问，道之根源，脉有三部，尺寸及关，荣卫流行，不失衡铨。肾沉心洪，肺浮肝弦，比自经常，不失铢分，出入升降，漏刻周旋，水下百刻，一周循环，当复寸口，虚实见焉，变化相乘，阴阳相干。风则浮虚，寒则牢坚，沉潜水滀，支饮急弦，动则为痛，数则热烦，设有不应，知变所缘。三部不同，病各异端，太过可怪，不及亦然，邪不空见，中必有奸，审察表里，三焦别焉，知其所舍，消息诊看，料度腑脏，独见若神，为子条记，传与贤人。"上一段为散韵互转，本段则全为韵文。

《金匮要略·脏腑经络先后病脉证第一》："清邪居上，浊邪居下，大邪中表，小邪中里，槃饪之邪，从口入者，宿食也。五邪中人，各有法度，风中于前，寒中于暮,湿伤于下,雾伤于上。风令脉浮,寒令脉急,雾伤皮腠,湿流关节,食伤脾胃,极寒伤经,极热伤络。"

《金匮要略·中风历节病脉证并治第五》:"夫风之为病,当半身不遂,或但臂不遂者,此为痹。脉微而数,中风使然。寸口脉浮而紧,紧则为寒,浮则为虚;寒虚相搏,邪在皮肤;浮者血虚,络脉空虚;贼邪不泻,或左或右;邪气反缓,正气即急,正气引邪,喝僻不遂。邪在于络,肌肤不仁;邪在于经,即重不胜;邪入于腑,即不识人;邪入于脏,舌即难言,口吐涎。"《金匮要略·妇人杂病脉证并治第二十二》:"三十六病,千变万端;审脉阴阳,虚实紧弦;行其针药,治危得安,其虽同病,脉各异源。子当辨证,勿谓不然。"

这种韵文形式的描述,在《伤寒杂病论》中有许多,读起来朗朗上口,在获得医学知识的同时,又得到艺术享受。

三、倒装文法

倒装文法也称"倒装法""倒笔法"或"倒序法",前人谓"兜转法"。在《伤寒杂病论》中是应用比较普遍的一种文法。仲景所用之倒装文法有一个不同于一般倒装现象的显著的特点,就是往往将主治方剂置于条文之末。仲景之所以多用此法,乃因仲景之书被称为"方书之祖",为了使随证所用之方醒目易见,故将主治方剂置于条文之末,从而构成灵动活泼的一种特殊的倒装文法。根据主治方剂前所倒叙之内容不同,大体上可分为5种情况。

1. 主治方剂与服药效果倒装　《伤寒论》41条:"伤寒,心下有水气,咳而微喘,发热不渴。服汤已渴者,此寒去欲解也。小青龙汤主之。"本条"小青龙汤主之"应接在"发热不渴"之后。所谓"服汤已渴者,此寒去欲解也",是说所服之汤为小青龙汤,服此汤后口由不渴转为渴是寒去病向痊愈的机制。

2. 主治方与比较症状倒装　《伤寒论》215条:"阳明病,谵语有潮热,反不能食者,胃中必有燥屎五六枚。若能食者,但硬耳。宜大承气汤下之。"此条的"宜大承气汤下之"句应接在"胃中必有燥屎五六枚"之后。"若能食者,但硬耳"是与"反不能食者,胃中必有燥屎五六枚"作比较,即以能食与不能食作为辨阳明腑实程度的依据。能食者腑实较轻,宜小承气汤,不能食者腑实较重,则宜大承气汤。正如清代伤寒学家张璐玉所说:"此以能食不能食,辨燥结之微甚也。"《金匮要略·水气病脉证并治》中:"里水者,一身面目黄肿,其脉沉,小便不利,故令病水。假如小便自利,此亡津液,故令渴也,越婢加术汤主之。"此处之"越婢加术汤"句应接在"故令病水"之下。如小便自利而渴,为伤津之症,则不宜此方,强调小便利与不利是是否用此方的关键。

3. 主治方与治疗禁忌倒装　《伤寒论》27 条："太阳病,发热恶寒,热多寒少。脉微弱者,此无阳也,不可发汗。宜桂枝二越婢一汤。""宜桂枝二越婢一汤"应接在"热多寒少"之后。"脉微弱者,此无阳也,不可发汗"为治疗禁忌,是说太阳病出现发热恶寒,如果脉微弱,是阳气大虚之故,即使是像桂枝二越婢一汤这样的发汗轻剂也不可用。126 条："伤寒有热,少腹满,应小便不利,今反利也,为有血也,当下之。不可余药,宜抵当丸。""宜抵当丸"应接在"当下之"之后。"不可余药"之句,后世有许多解释,但属禁忌无疑。当代伤寒大家南京中医药大学陈亦人教授说："有些注家解释不可余药为'煮而连滓服之',纯出于附会,实未免蛇足。因此,应以不可用其他药解释为是。"本条若小便不利为热结膀胱,今反利者为血蓄膀胱,"不可余药"为不可用清利之剂,也不可用峻破之药,只宜用抵当丸化瘀以小下之。

4. 主治方与误治变证倒装　《伤寒论》67 条："伤寒若吐若下后,心下逆满,气上冲胸,起则头眩、脉沉紧。发汗则动经,身为振振摇者,茯苓桂枝白术甘草汤主之。""发汗则动经,身为振振摇者"为苓桂术甘汤证误用发汗后,可能导致阳气衰微的一种变证,日本汉方学家丹波元间曰："此条止脉沉紧,即此方所主,是若吐若下,胃虚饮动致之,倘更发汗,伤其表阳,则变为动经,而身振振摇,是与身眗动振振欲擗地相同,即真武汤所主也。盖此当为两截看,稍与倒装法类似。"因此"茯苓桂枝白术甘草汤主之"应接在"脉沉紧"之后,如此倒装不但讲明苓桂术甘汤之主治,更在强调注意误治变证。

5. 主治方与预后倒装　《伤寒论》46 条："太阳病,脉浮紧,无汗发热身疼痛,八九日不解,表证仍在,此当发其汗。服药已微除,其人发烦,目瞑,剧者必衄,衄乃解。所以然者,阳气重故也,麻黄汤主之。""麻黄汤主之"应接在"当发其汗"之后。"服药已微除,其人发烦,目瞑"是服药后的药效反应;"剧者必衄,衄乃解"既是疾病的预后转归,又是设变之辞,以强化辨证色彩;"所以然者,阳气重故也",则属于自注之文,意在说明"衄乃解"的机制。

四、繁简文法

《伤寒杂病论》虽为万病立法,但其具体描述则不外伤寒与杂病两类,若太繁,将临床所有表现罗列无遗,则大论便无文采;若太简,则恐后人不解而贻误留患。而仲景则恰到好处地进行处理,该繁者不厌其烦,该简者省而不谈,繁则详述,用"繁笔法",着墨较多,但无"画蛇添足"之嫌;简则用"简笔法"或曰"省文法",锤炼精悍,绝无"挂一漏万"之实。朴实与浪漫的文风巧妙地结合运用,不在乎形式,而在乎突出辨证论治的精神。仲景的繁简文法主要表现在繁简互证和省文两个方面。

1. 繁简互证　《伤寒杂病论》全书各篇章几乎皆用繁简互证之法,繁处尽其所详,而简处仅是点睛。这样既从繁处全面介绍内容,又从简处突出重点,引导人于繁简对比互证中加深理解、加深记忆,引人思考而有所得。如《伤寒论》12 条:"太阳中风,阳浮而阴弱,阳浮者,热自发,阴弱者,汗自出,啬啬恶寒,淅淅恶风,翕翕发热,鼻鸣干呕者,桂枝汤主之。"此条为繁文。而"太阳病,头痛,发热,汗出,恶风者,桂枝汤主之。"此条为简文,有时干脆只用"桂枝证"三字概括,则更为简略。

仲景应用繁简互证之法不但针对一证一方常用之,对相近的若干问题,有时也用繁简互证方法进行处理。如桂枝二越婢一汤、桂枝二麻黄一汤、桂枝麻黄各半汤是 3 个不同的方证,但这三者又都有"如疟状"的发热、恶寒表证,所以也用繁简互证文法进行描述。

《伤寒论》23 条:"太阳病得之八九日,如疟状,发热恶寒,热多寒少,其人不呕,清便欲自可,一日二三度发,脉微缓者,为欲愈也。脉微而恶寒者,此阴阳俱虚,不可更发汗、更下、更吐也。面色反有热色者,未欲解也,以其不能得小汗出,身必痒,宜桂枝麻黄各半汤。"此条为繁文,详论桂枝麻黄各半汤证的临床表现及各种病机变化。

"服桂枝汤,大汗出,脉洪大者,与桂枝汤,如前法。若形似疟,一日再发者,汗出必解,宜桂枝二麻黄一汤。"此处之"形似疟,一日再发,汗出必解"。说明其表现与桂枝麻黄各半汤证是基本相同的,不同点是曾服过桂枝汤,出过汗,因而其证候和病理与桂枝麻黄各半汤证小有不同,所以用桂枝二麻黄一汤。此条关于"形似疟"等基本表现,用的是简文,当与前一条互参方可。

"太阳病,发热恶寒,热多寒少,脉微弱者,此无阳也,不可更发汗,宜桂枝二越婢一汤。"此条与前两条类同,其基本证候只用"发热恶寒,热多寒少"概括之,也是简文。上一条用"形似疟,一日再发"概括,本条用"发热恶寒、热多寒少"概括,同样是使用相互参证的方法。把这三条结合起来互参,就较为清楚地反映了这些证候表现基本上是一致的。这样"布局"既避免了文字上的烦冗,成为繁简错落有致的"文章",又能引起读者的思考而有所得,加深了印象与理解。

《金匮要略·腹满寒疝宿食病脉证治第十》:"按之心下满痛者,此为实也,当下之,宜大柴胡汤。"此为简文,因大柴胡汤为伤寒少阳阳明同病之方,应有郁郁微烦、往来寒热,胸胁苦满、脉弦等证,而不仅仅只"按之心满痛"一证。《伤寒论》103 条:"太阳病,过经十余日,反二三下之,后四五日,柴胡证仍在者,先与小柴胡。呕不止,心下急,郁郁微烦者,为未解也,与大柴胡汤下之,则愈。"两下互参方为全面。

2. 省文 《伤寒杂病论》中的条文,大多短小精悍,往往突出重点而省略一般,在许多情况下将其意隐含于极简练的文字之中,甚至文字之外,这就是所谓的省文法。在仲景所用省文法的条文中,常见 3 种情况。

(1)证因方略　有关证治的条文,叙证比较简略,有的甚至只提到一个症状,便出方药,这种省文法即是证因方略。《伤寒论》73 条:"伤寒,汗出而渴者,五苓散主之;不渴者,茯苓甘草汤主之。"本条省略主要目的在于突出五苓散证与茯苓甘草汤证的一个鉴别要点,而省略两证的主要表现。五苓散证应该有脉浮、小便不利、微热等证,而不仅只有"汗出而渴";茯苓甘汤证应有"厥而心下悸"也不仅只有"不渴"。其目的重在二方证的鉴别是渴与不渴。《金匮要略·痉湿暍病脉证第二》:"湿家,身烦疼,可与麻黄加术汤发其汗为宜。"《金匮要略·肺痿肺痈咳嗽上气病脉证治第七》:"咳而脉浮者,厚朴麻黄汤主之。""脉沉者,泽漆汤主之。"《金匮要略·胸痹心痛短气病脉证治第九》:"胸痹缓急者,薏苡附子散主之。"《金匮要略·黄疸病脉证治第十五》:"黄疸病,茵陈五苓散主之。"《金匮要略·惊悸吐衄下血胸满瘀血病脉证治第十六》:"吐血不止者,柏叶汤主之"等,皆属此类。此类条文,叙证虽略,但依据所出方药,完全可以推断临床应具之脉证。如湿家身烦疼用麻黄加术汤:麻黄汤发汗解表,加白术在于祛湿,由此可知此条所讲为风湿表实证,除身烦疼外,必见恶寒发热、无汗、脉紧等证,否则不可能用麻黄加术汤。其他证因方略的条文皆是如此。

(2)证因病略　有关病证的条文,因有其病故其证简略,概因病之表现或已知或前述故简略之。如《伤寒论》40 条:"伤寒表不解,心下有水气,干呕发热而咳,或渴,或利,或噎,或小便不利,少腹满,或喘者,小青龙汤主之。"本条以病之概念代替证候特点,其"伤寒表不解",即代表恶寒、发热、无汗、脉浮紧等太阳伤寒证的必具表现。因外有表寒,里有寒饮,属太阳伤寒兼寒饮之证,故以小青龙汤主之。且其重点在于"心下有水气",而"表不解"无关紧要,据临床验证,凡心下有水气,有表证者可用,无表证者也可用,因用小青龙汤旨在温化寒饮,故仲景在《金匮要略》中有:"咳逆倚息不得卧,小青龙汤主之……妇人吐涎沫,医反下之,心下即痞。当先治其吐涎沫,小青龙汤主之。"皆未言"表不解",可见通过省略而突出主要矛盾"心下有水气",从而示人抓主证的辨证方法。

(3)证因脉略　以脉象言病理也是仲景写作的特点之一,因此在表现形式上就有以脉代证的情况,也即"证因脉略"。以脉分表里,《金匮要略·脏腑经络先后病脉证第一》中:"师曰,患者脉浮者在前,其病在表;浮者在后,其病在里。"指出浮而有力之脉出现在寸部,主外感表证,浮而无力之脉出现在尺部,主内伤里证,其证从略。以脉别寒热,《金匮要略·疟病脉证并治第四》篇中"师曰:疟脉自弦,弦数者多热,弦迟者多寒。"盖疟为邪在少阳,故弦脉为疟病本脉,从脉之弦数与弦迟来辨别证之偏热偏寒。以脉辨虚实,《金匮要略·脏腑经络先后病脉证第一》篇:"寸口脉沉大而浮滑,沉则为实,滑则为气,实气相搏,……此为卒厥。"《金匮要略·中风历节病脉证并治第五》篇:"寸口脉沉而弱,沉即主骨,弱即主筋,沉即为肾,弱即为肝。"此两条均是证因脉略。前者脉沉大为血实,脉滑是气实,气血相并,因而发猝然昏倒之证;后者脉沉为肾气虚,脉弱为肝血亏,肝肾俱虚,筋骨失养,为历节病之根本,其关节肿疼等证从略。

《伤寒论》72 条:"发汗止,脉浮数,烦渴者,五苓散主之。"本条是补述蓄水证的条文,故而有省文。原文提出使用发汗法以后,患者脉象浮数,说明两个问题:一是太阳表证仍未解,二是反证其原来患太阳表证。但是太阳表证的症状均未明言,只是以脉浮数而概述之,故属证因脉略。另外,本条也同时有证因方略的省文形式,因为既用五苓散,当有小便不利之证,此处未言,亦属省文,故《医宗金鉴》曰:"脉浮数之下当有'小便不利'四字,若无此四字,则为阳明内热口燥之烦渴,白虎汤证也……况无小便不利而用五苓散,则犯重竭津液之禁矣。"可证此条未言小便不利而并非小便不利,乃因用五苓散而省之也。又如 51 条:"脉浮者,病在表,可发汗,宜麻黄汤。"52 条:"脉浮而数者,可发汗,宜麻黄汤。"276 条"太阴病,脉浮者,可发汗,宜桂枝汤。"皆属于举脉而省证之例。

五、插笔文法

所谓插笔,就是在直叙之中插入一个句子结构进行叙述的方法,其目的在于进一步深化主题,对所叙脉证进行比较、鉴别,以说明有关问题。如《伤寒论》125 条:"太阳病,身黄脉沉结,少腹硬。小便不利者,为无血也。小便自利,其人如狂者,血证谛也,抵当汤主之。"此条"小便不利者,为无血也"为插入之句,以深化、比较"小便自利,其人如狂者,血证谛也。"因身黄可由湿热蕴蒸引起,也可由瘀血阻滞引起,故用插笔文法,以小便利与不利进行鉴别辨证。若因湿热郁蒸所致身发黄,则水湿不得下泄,是以小便不利;而蓄血所致发黄,邪在血分而不在气分,一般无碍水湿之代谢,是以小便自利,加之血分病多有神志改变之证,故据"小便自利,其人如狂",即确诊为蓄血发黄,故曰"血证谛也",而用下瘀血之"抵当汤主之"。

《伤寒论》215 条:"阳明病,谵语有潮热,反不能食者,胃中必有燥屎五六枚也。若能食,但硬耳,宜大承气汤下之。"此条本是论述大承气汤证治的,但却在其中插入"若能食,但硬耳"一句,目的是让读者明白,阳明腑实证有轻重程度之差别,"不能食"与"能食"就是一个辨证要点,有谵语、潮热、不能食,为阳明热盛,腑气不通,燥屎结于肠中之故,宜用大承气汤攻下实热。若谵语、潮热、能食,则知大便虽硬但尚未达燥坚的程度,只需用小承气汤轻下即可,此皆辨别举隅之义。

《金匮要略·腹满寒疝宿食病脉证治第十》:"病者腹满,按之不痛为虚,痛者为实,可下之。舌黄未下者,下之黄自去。"此条是讲实热性腹满的辨证与治疗,其中"按之不痛为虚"一句为插笔,说明腹满若按之痛者为实,按之不痛者为虚,此辨别虚实之要点。《金匮要略·水气病脉证并治第十四》:"水之为病,其脉沉小,属少阴;浮者为风;无水虚胀者,为气。水,发其汗即已,脉沉者,宜麻黄附子汤;浮者,宜杏子汤。"此条是论述正水与风水的脉象和治法,其"无水虚胀者,为气"一句为插笔,目的在于说明胀和肿之不同。

六、自注文法

所谓自注文法,就是在正常直叙中插入一个句子结构,以解释或说明所讨论内容的一种方法。这种方法在古书中较为常见,《伤寒杂病论》亦有许多条文属于自注文法。大体上有以下几种情况。

1.病机自注 《伤寒论》158 条:"伤寒中风,医反下之,其人下利日数十行,谷不化,腹中雷鸣,干呕,心烦不得安。医见心下痞,谓病不尽,复下之,其痞益甚。此非热结,但以胃中虚,客气上逆,故使硬也。甘草泻心汤主之。"本条中的"此非热结,但以胃中虚,客气上逆,故使硬也"是自注句,说明甘草泻心汤所治之心下痞证,并非是由于实热内结,而是由于治疗失当导致脾胃之气不足,邪气内陷,气机壅滞,胃虚气逆所致。《伤寒论》96 条:"伤寒五六日,中风,往来寒热,胸胁苦满,嘿嘿不欲饮食,心烦喜呕,或胸中烦而不呕,或渴,或腹中痛,或胁下痞硬,或心下悸,小便不利,或不渴身有微热,或咳者,小柴胡汤主之。"此条论述了小柴胡汤证的四大主证和七个或见证,对于四大主证紧接着有一个条文进行自注以阐明其病机:"血弱气尽,腠理开,邪气因入,与正气相搏,结于胁下。正邪纷争,往来寒热,休作有时,嘿嘿不欲饮食。脏腑相连,其痛必下,邪高痛下,故使呕也,小柴胡汤主之。服柴胡汤已,渴者,属阳明,以法治之。"

2.释病自注 《金匮要略·妇人产后病脉证第二十一》中"问曰:新产妇人有三病,一者病痉,二者病郁冒,三者大便难;何谓也? 师曰:新产血虚,多汗出,喜中风,故令病痉;亡血复汗,寒多,故令郁冒;亡津液,胃燥,故大便难。"自注妇人产后三病之机制。

3.用药自注 《伤寒论》117 条:"烧针令其汗,针处被寒,核起而赤者,必发奔豚。气从少腹上冲心者,灸其核上各一壮,与桂枝加桂汤,更加桂二两也。"此条所论为灸药并用治奔豚气,其中桂枝加桂汤已表述清楚,但是用"更加桂二两也"进行自注,以说清楚在桂枝汤中桂枝原量(三两)的基础上再加二两。《伤寒论》62 条:"发汗后,身疼痛,脉沉迟者,桂枝加芍药、生姜各一两,人参三两新加汤主之。"本条中的"各一两""三两"亦属自注性质。桂枝汤禁忌条文:"若酒客病,不可与桂枝汤,得汤则呕,以酒客不喜甘故也。"亦属自注。还有一种自注情况是针对用药后的注意事项,如214条:"阳明病,谵语,发潮热,脉滑而疾者,小承气汤主之。因与承气汤一升,腹中转气者,更服一升;若不转气者,勿更与之。明日又不大便,脉反微涩者,里虚也,为难治,不可更与承气汤也。"本条是论述阳明腑实轻证的治法及禁例。"因与承气汤一升"以下的一段文字是自注文字,说明服攻下剂应遵守小量试服的原则,并密切注意服汤后的患者情况,再决定是否继用原方;又强调若服药后患者的脉象由滑疾变为微涩,说明里气已虚,即使实邪仍在,也不可再用承气汤攻下。

七、数词虚用法

在古籍中常可见到许多数词,人们在研读时往往明于实数而昧于虚数,《伤寒杂病论》中就有许多数字属数词虚用。即以某个数词表示不确定的大约之数,或带点儿夸张的众多之数,或有对比之意的比较之数。对古籍虚数研究当首推清代学者汪中,他在《述学·内篇·释三九上》对此有较为详细的阐述:"一奇二偶,一二不可以为数,二乘一则为三,故三者数之成也。积而至十,则复归于一,十不可以为数,故九者数之终也。于是先王之制礼,凡一二所不能尽者,则以三为之节,三加三推之属是也;三之所不能尽者,则以九为之节,九章九命之属是也,此制度之实数也。因而生人之措辞,凡一二所不能尽者,则约之三,以见其多,三之所不能尽者,则约之九,以见其极多,此言语之虚数也。实数可稽也,虚数不可执也。何以知其然也?易近利市三倍,诗如贾三倍,论语焉往而不三黜,春秋传三折肱为良医,此不必限以三也。论语季文子三思而后行,雌雉三嗅而作,孟子陈仲子食李三咽,此不可知其为三也,论语子文,三仕三已,史记管仲,三仕三见逐于君,三战三走,田忌三战三胜,范蠡三致千金。此不必其果为三也,故知三者虚数也。楚辞虽九死其犹未悔,此不能有九也。诗九十其仪,史记若九牛之亡一毛,又肠一日而九回。此不必限以九也。孙子善守者,藏于九地之下,善攻者,动于九天之上。此不可以言九也。故知九者虚数也。推之十百千万,故亦如此。故学古者通其语言,则不胶其文字矣。"

从上述可知,古籍中有许多数词为虚数,且有若干不同的表达形式,就仲景《伤寒论》而言,大体有3种情况。

1. 约数 凡虚数皆有"约略"之性质,即汪氏所谓之"约略"之性质,也就是汪氏所谓之"约之三""约之九"之意。它以一个具体的数字再附带上它的"浮动"值,提出一个带有范围性质的数字。有时候把浮动范围同时用数字表达出来,如《伤寒论》中有诸多条文这样表述:"中风发热,六七日不解而烦,有表里证,渴欲饮水,水入则吐,名曰水逆,五苓散主之。""太阳病得之八九日,如疟状……""妇人中风,七八日,续得寒热,发作有时……""少阳病二三日至四五日,腹痛,小便不利,四肢沉重疼痛,自下利者,此为有水气。"这类例子非常多。在仲景著作中还有一个情况,就是所列数字虽然固定,但所致事物本身具有虚数性质,如用附子、杏仁、大枣等以枚计,石膏"如鸡子大",厚朴用尺等,其数字亦是虚数,因为所指之自然生产之物本身的质量就是一个虚数。

关于传经之说,从《内经》始,言日传一经,看似实数,而在《伤寒论》所表示的仍是虚数,如:"伤寒一日太阳受之。脉若静者,为不传。颇欲吐,若躁烦,脉数急者为传也。""伤寒二三日,阳明、少阳证不见者,为不传也。""伤寒三日,三阳为尽,三阴当受邪,其人反能食而不呕,此为三阴不受邪也。"用临床的具体表现把传经的日数讲活了,这就解决了泥数字传经的问题。

2. 多数 正如汪氏所言:"凡一二之所不能尽者,则约之三以见其多,三之所不能尽者,则约之九以见其极多。"刘师培在《古书疑义举例补》中又展开论曰:"古人于浩繁之数,有不能确指其目者,则所举之数,或曰三十六,或曰七十二,如三十六天,三十六宫是也。三十六天之例与九天同;三十六宫之例与千门万户同,不必泥定数以求也。又《史记·封禅书》载管子对桓公语谓,古之封禅者七十有二家,夷吾所记者十有二。夫其详既不可得闻,则七十二家之数,亦系以虚拟词,表其众多。《庄子》载孔子语谓,以六艺干七十二君。夫孔子所经之国,不过十余,则七十二君,亦系拟之词,表其众多。"世人所言"三十六计",孙悟空"七十二变"等皆是此意。

《伤寒论》中亦多有以数示多之意,如98条:"得病六七日,脉迟浮弱,恶风寒,手足温,医二三下之,不能食而胁下满痛,面目及身黄,颈项强,小便难者,与柴胡汤,后必下重。"条文中"得病六七日"乃约略之数,"医二三下之"乃言其多,屡用下法之意。太阳篇茯苓桂枝甘草大枣汤方后作甘澜水之法:"取水二斗,置大盆内,以杓扬之,水上有珠子五六千颗相逐取用之。"以及后世制方之九蒸九晒,言人之千锤百炼等都是用虚数的形式以形容其为多数。《金匮要略》中的"妇人三十六病""妇人七十二种风""阳病十八""阴病十八""五脏病各有十八合为九十病"等以及后世之"五颜六色""千姿百态"等,亦都是言其多而不必泥定数以求的。

3. 比较数 在《伤寒杂病论》中往往通过数字的比较以反映事物的内容。如病势之进退、数量之多少、预后之吉凶等。为了对比说明,而不斤斤计较具体数字,此亦为虚数之一种形式。如《伤寒论·伤寒例第三》中:"凡得时气病,至五六日,而渴欲饮水,饮不能多,不当与也,何者?以腹中热尚少,不能消之,便更与人作病也。至七八日大渴,欲饮水者,犹当依证而与之,与之常令不足,勿极意也。言能饮一斗,与五升。""五六日"与"七八日"比较其病日进而已。再如"阳明病本自汗出,医更重发汗……当问其小便日几行,若本小便日三四行,今日再行,故知大便不久出。""小便日三四行"与"今日再行",比较而言,其小便次数减少,津液得润大肠,故知大便不久出。

虚数与实数表义不同,用法各异。但二者又不是绝对对立的。这是因为数值的准确性最终只能是相对准确而非绝对准确的缘故,因而从某种意义上说,虚数和实数是相对存在着的。虚数并非虚无,而是在一定范围内的一个约略数值,它有实数的根据,但在实际中又有些出入,因而才出现了虚数。它与实数相比,有一定的灵活性和辩证的内涵,在某些情况下,它不但不空泛,反而比实数更实际;不但不粗无,反而比实数更具体、更有意。因而在仲景的《伤寒杂病论》及后世诸多医籍中较多出现。

八、比喻文法

比喻是修辞学上的一种辞格。这种文法在中医学中使用较多,因中医理论中有相当多的"取类比象",目的是使抽象理论形象化,不但使所述事物生动活泼,而且使难懂的内容简单明了。仲景在其著作中也常用"喻笔",较多用于喻证和喻脉,使人读起来有趣味,且清晰易记。

1.脉象喻　《伤寒论·辨脉法第一》:"脉蔼蔼如车盖者,名曰阳结也;脉累累如循长杆者,名曰阴结也;脉瞥瞥如羹上肥者,阳气微也;脉萦萦如蜘蛛丝者,阳气衰也;脉绵绵如泻漆之绝者,亡其血也。"以"车盖"喻脉象浮数盛大有拥上之象;以"循长杆"喻阳结之沉迟而长有弦硬之脉象;以"羹上肥"(肥谓油脂)之漂浮无定喻正气衰微之浮脉;以"蜘蛛丝"之细喻阳气衰亡之脉微欲绝;以"泻漆之绝"的绵软空无喻大出血后的芤弱之脉。人们皆感叹诊脉常常是"心中了了,指下难明",然而借助仲景之惟妙惟肖的比喻,不但使似乎有形而心中易了,而且感觉指下能明。《金匮要略·痓湿暍病脉证并治第二》中有"其脉如蛇"一句,以"蛇"形喻"脉"象,把脉形屈曲起伏之状生动地反映出来。

2.病证喻　《金匮要略·水气病脉证并治第十四》:"夫水患者,目下有卧蚕,面色鲜泽,脉伏,其人消渴。"一句"目下有卧蚕"就将水肿患者眼眶水肿情况活灵活现地展现出来了。《金匮要略·妇人杂病脉证并治第二十二》有"妇人腹满如敦状","敦"是古代盛食之器,圆球形,以"敦"喻"少腹满",对于知道"敦"为何物的古人来说,则少腹隆起如圆球形状,也就自然呈现于眼前了。

除此以外,诸如排比、联珠、借代、错综等文法在仲景著作中皆有应用。

《伤寒杂病论》运用了多种文法,在此也不过是撷其一二,一方面让我们领略医圣的文采,另一方面通过了解并掌握这些文法特点,也会提高我们阅读理解仲景著作的能力。

九、方言俚语

《伤寒杂病论》被医家奉为经典,许多学者称该书条文"字字珠玑",一方面说明仲景著作理论深奥、切合实用,另一方面说明仲景行文严谨,文字精练。但有一点是易被学者们所忽略,那就是书中缀有南阳地方语言和口语。许多注家遇到这些方言俚语时或望文生义,或避而不释,既影响对仲景学术思想的认识,也未能玩出方言俚语的趣味和意思。举例如下。

1. 强几几　《伤寒论》14 条云:"太阳病,项背强几几,反汗出恶风者,桂枝加葛根汤主之。"第 31 条曰:"太阳病,项背强几几,无汗,恶风,葛根汤主之。"在《金匮要略》中也有此类语言。中医教材沿袭历代注家解释:"几,音殊。几几,短羽之鸟,伸颈欲飞不能。项背强几几,形容项背拘急,俯仰不能自如之状,系项强之突出者。"实际上仲景所言之"几",音 jī。"几几",指隐微、不明显。"项背强几几",是说项背轻微发强。到现在南阳人在遇到项背或其他部位稍微发强时仍说强几几,有点儿酸时说"酸几几",有点儿痛时说"痛几几",有点儿困时说"困几几"。甚至在日常生活中,动作慢一点儿说"磨几几",说话文气一点儿说是"圣几几"等。

2. 不中与之　《伤寒论》16 条曰:"太阳病三日,已发汗,若下、若温针,仍不解者,此为坏病,桂枝不中与之也。"第 149 条云:"伤寒五六日……但满而不痛者,此为痞,柴胡不中与之,宜半夏泻心汤。"中医教材解释为"不中与之:即不能再给患者服用"。实际上,不中(音 zhōng)就是不行,这个意思不但南阳人常用,中原广大地区也用。"不中与之"是一个俚语,从语法上讲是一个倒装句,即"与之不中"。"桂枝与之不中也""柴胡与之不中",前者是说太阳病给患者服用桂枝汤不中(治不好),后者是讲心下痞证不在胸胁,是中焦气机痞塞,非少阳之半表半里证,也非有形邪结之结胸证,故给患者用柴胡汤不中,应该用半夏泻心汤。

3. 不了了　《伤寒论》252 条曰:"伤寒六七日,目中不了了,睛不和,无表里证,大便难,身微热者,此为实也。急下之,宜大承气汤。"中医教材解释:"目中不了了即视物不清。"第 203 条:"阳明病,本自汗出,医更重发汗,病已瘥,尚微烦不了了者,此必大便硬故也。"148 条:"伤寒五六日……可与小柴胡汤,设不了了者,得屎而解。"对此两条中的"不了了",历代注家及教材皆回避不释。实际上"了",音 liǎo,指结束、完毕。"不了了",即没完没了,引申为缠绵不舒服。252 条的"目中不了了"是指眼睛转动不灵活,一直不舒服。203 条的"微烦不了了"是指其他症状基本消失,就是还一直有点儿烦躁。148 条指阳微结证,小柴胡汤治其外证,但里气未和而一直不适(里热未除),故使大便通畅而病可解。现在南阳人还常用此语,活儿没干完就说"没了",此事没完结时仍说"这事儿咱还不了"等。

4. 哕　《伤寒论》第 226 条:"若胃中虚冷,不能食者,饮水则哕。"380条:"伤寒大吐大下之,极虚,腹极汗者,其人外气怫郁,复与之水,以发其汗,因得哕。所以然者,胃中虚冷故也。""哕"肯定是一个临床症状,但此症是何表现,历代注家及教材均未论述。在《金匮要略》中所出现的"哕"均释为呃逆。其实"哕",音 yuè(四声),指呕吐,这在南阳人的方言中使用最普通,将吐之有物者称"哕",将欲吐而吐不出物者称"干哕"。就《金匮要略》中"哕者,小半夏汤主之""哕逆者,橘皮竹茹汤主之"来看,此两方我们现在在临床上仍是用来治疗呕吐之证的。

从上举例可见,张仲景是南阳人,南阳的地方文化(包括一些方言俚语)对他的影响是根深蒂固的。尽管他外出做过官,但乡音乡情、方言俚语不可能全部忘却,其著《伤寒杂病论》尽管以书面语言为主,且历经散乱,但其中仍有形象生动的南阳方言,弄清这些方言的含义,对正确理解仲景的思想肯定是有所裨益的。

第七节　仲景医学思想概述

仲景学说历一千八百余年而不衰,确立了仲景为"万世医宗"的医圣地位和"恩泽百代"的学术成就。究其原因,是和他的仁爱情怀、高尚医德分不开的,与他发现的天人至理,辩证思想分不开的,当然也与他的继承创新,理法方药分不开的。舍此则不可能写出传世巨著《伤寒杂病论》,也就不会有现在的中医面貌。

一、仁爱伦理

"仁爱"是中国传统文化非常重要的道德观念和人文精神。《论语·颜渊》:"樊迟问仁,子曰爱人。"《墨子·经说》:"仁,仁爱也。"以"仁"为核心的儒家伦理道德观念,以"兼爱"为核心的墨家道德原则,加之后来释家"大慈大悲""普救众生"的教义均对中国医德思想的形成产生极其重要的影响。历史上医儒相通,"医乃仁术"与"仁者爱人"说法不同,内容一致,说明医家与儒家有着共同的伦理和人文观念。古代儒生与医生都有"惠民济世"的志向,所以才有"不为良相,愿为良医"之说,也有如朱丹溪"士苟精一艺,以推及物之仁,虽不仕于时,犹仕也"之论。认为以仁爱之心治理朝政,则天下太平,以仁爱之心救治患者,则可将仁爱之心传至天下百姓,可使家庭幸福,人伦有序,社会安定。所以治国与治病,济世与救人并无不同。如《灵枢·师传》:"上以治民,下以治身,使百姓无病,上下和亲,德泽下流,子孙无忧,传于后世,无所终时。"《千金要方》:"上医医国,中医医人,下医医病。"《本草纲目》:"夫医之为道,君子用之以卫生,而推之以济世,故称仁术。"因此,虽然在我国相当长的历史时期,医生的社会地位并不高,但读书人强烈的社会责任感和自觉的仁爱与敬业精神,仍使得大批优秀的读书人投身医学事业中来,为人们的生命健康和幸福生活做出了卓越的贡献。

"医乃仁术",既是中国社会对传统医事活动的评价,也是医者自身的内求素养。也就是说医者首先要有一颗"仁爱"之心。历代有成就的医家皆有济世寿人的慈悲之心。在中国医学史中有一个普遍的现象,那就是许多医家最初习医是因为自己的亲人有疾或个人本身有恙,或抱着"不为良相,便为良医"的儒者落寞心情而走上医学之路的,实际上也反映出中国古代知识分子的家庭伦理和社会伦理观念。

张仲景所处的时代,正值东汉末年,天下纷争,兵荒马乱,再加上自然灾害使得民不聊生,老百姓贫病交加,疫病也猖獗流行,因而死亡十分惨重,触目惊心。张仲景的家族也未能幸免。正如他在《伤寒杂病论·自序》中所言:"余宗族素多,向余二百,建安纪年以来,犹未十稔,其死亡者,三分有二,伤寒十居其七。"如此严重的伤寒疫病流行,伤及了仲景的家人,他不可能坐视不管,因而发出了"感往昔之沦丧,伤横夭之莫救"的沉重感叹。这种亲情之爱促使他对伤寒疫病的研究,造成如此惨状的原因主要有三大原因:其一是"怪当今居世之士,曾不留神医药,精究方术"。其二是"卒然遭邪风之气,婴非常之疾,患及祸至,而方震栗,降肢屈节,钦望巫祝,告穷归天,束手受败"。其三是"委付凡医,恣其所措"。仲景对当时的疫病流行的混乱社会根源,乃至忽视医药、相信巫祝、委付凡医等,做出了透彻的分析,以为借鉴。他深恶痛绝那种对民众疾苦麻木不仁,而舍本求末,"竞逐荣势"的人,于是"勤求古训,博采众方",潜心方术,总结汉代以前及本人的经验,系统而成《伤寒杂病论》。这种仁爱之心,高尚医德,实为仲景成就伟业的巨大动力。陆久芝《张仲景传》言其"灵帝时举孝廉,在家仁孝,以廉能称"。可见张仲景确实是一个仁爱孝廉的"优秀青年",这也是日后成为良医的思想基础。

仲景还将家庭伦理的亲情仁爱扩展到社会伦理的大众仁爱。封建社会,人分三六九等,但无论哪个阶层之人,他们都免不了患病,而医生的职责不仅仅是救治自己的亲人,对其他人同样要有爱心,要全力救治,所以他说到为医之目的是"上以疗君亲之疾,下以救贫贱之厄,中以保身长全,以养其生"。他在长沙任太守期间,仍然在"工作"之余为百姓看病,由于找他看病的人越来越多,最后决定每月的初一、十五停止"办公",专门为民诊疾。这种打破等级界线,在大堂之上为老百姓诊病的行为在当时可谓是惊世骇俗的行为,这是需要何等的勇气和仁爱情怀!仲景的仁爱之心,已经从狭隘的"亲亲之爱",升华到广大民众的"博爱",所以他才为后人所敬仰,成为医者之典范,被尊为"医圣"。

仲景痛批两类世人:第一类是竞逐荣势的读书人,他们不知留神医药,但唯名利是务,其结果是"进不能爱人知人,退不能爱身知己""蒙蒙昧昧,蠢若游魂"。第二类是不负责任的医人,他们"不念思求经旨,以演其所知,各承家技,终始顺旧,省病问疾,务在口给,相对斯须,便处汤药,按寸不及尺,握手不及足,人迎趺阳,三部不参,动数发息,不满五十,短期未知决诊,九候曾无仿佛,明堂阙庭,尽不见察,所谓窥管而已"。仲景为未能觉悟的士人而痛心,为德技低下的医人而愤慨,所以,仲景一方面大声疾呼,力图唤醒"昏迷"的士人,另一方面以自己的实际行动来践行济世仁爱的理念。

二、核心哲理

对仲景的《伤寒杂病论》的认识,除了固有的医学知识外,特别要重视哲学的重要地位,因为该书具有非常丰富的唯物主义辩证法的思想,这对揭示《伤寒杂病论》六经及脏腑的精神实质和辨证施治规律至关重要。

众多学者从不同视角和个人认识对《伤寒杂病论》的哲理进行了广泛深入的探讨。时振声教授认为,《伤寒杂病论》中确立的辨证论治体系是以我国古代哲学——朴素的唯物论和辩证法作指导思想,这种思想主要体现在4个方面:①阴与阳。《伤寒杂病论》中根据患者的临床表现,首先判断疾病是发于阴或发于阳,然后探讨疾病发展变化中正邪相互斗争,寒热虚实的相互转化等情况,决定相应的治疗方法。②邪与正。邪与正的力量对比及互相斗争的结果,决定着发病后表现为虚证、实证或虚实夹杂,临床上亦以此决定扶正与祛邪方法的应用。③标与本。根据疾病的标本关系,体现在治疗上的从标从本,或先或后,或标本兼治。④常与变。讲的是矛盾的一般性与特殊性、共性与个性、原则性与灵活性的辩证关系,在六经辨证及脏腑辨证中都大量地体现出来。

肖德馨教授从哲学方法论方面对《伤寒杂病论》进行探讨。认为仲景所创的六经辨证,体现了唯物辩证法的一些最基本的观点和规律,主要有:①普遍联系的观点;②运动发展的观点;③对立统一规律;④质量互变规律。这些唯物辩证法中最基本的法则,都被自觉地应用在六经辨证及脏腑辨证之中,体现了相当丰富的辩证法思想。

俞长荣教授从唯物辩证观点来研究《伤寒杂病论》,把大论中体现的唯物辩证观总结归纳为5个方面:①整体观念,这也是中医最具特色的基本观念;②重视内因,同时也不忽视外因,内、外因共同作用于机体而致病;③知常达变,"常"是一般性、共性,"变"为特殊性、个性;④透过现象看本质;⑤矛盾的主次等。

杨麦青教授将仲景学术思想与自然辩证法进行比较研究,认为《伤寒杂病论》的辩证法思想有7个方面:①矛盾统一律。《伤寒论》中的矛盾统一,不是抽象的对立统一,而是通过六经病具体病理变化互相转化的对立统一。②质量互变律。《伤寒论》六经分证的特点是质的特点,是质的规定;六经传变是一个量变到质变的过程,每一经病内部的症状变化是量的规定,本经自传则是量变。③现象与本质。《伤寒杂病论》中的六经分证及脏腑辨证的概念,基本上都是概括了透过现象看本质的方法。④原因与结果。《伤寒论》中六淫之邪致病即哲学上的作用原因,而六经病证乃是病因与机体反应(内因)相互作用的结果。⑤同一性与差别性。同一性自身包含着差别性,并且一切差别都是在中间互相过渡、转化,如《伤寒杂病论》中寒热、虚实之对立演变就体现了这一点。⑥偶然性与必然性。凡六经传变、传经、直中、合病、并病等,对个体来讲皆是偶然,而对种属来讲皆是必然的。⑦科学实践、抽象和假说。这是指仲景学说的形成,本身就是科学实践、理论抽象、假说验证的过程。

仲景的辩证法思想还体现在恒动观、和谐观及阴阳五行学说等方面。恒动观是《伤寒杂病论》辨证论治思想的精髓,它不是把疾病看作彼此孤立和静止不变的,而是把人体疾病当作一个实质上不断发展变化的过程。和谐观是《伤寒杂病论》实施辨证论治的目的,它不是对抗性或杀灭性地解决疫病相关问题,而是调理性或恢复性地使机体上下、表里、内外处于一个有机统一体内。阴阳五行学说则是《伤寒杂病论》认识人体与疾病,诊断处理及用药的基本指导思想。

总之,仲景在对人体疾病的研究及诊治过程中,自觉不自觉地应用了哲理,使得医理和哲理水乳交融,因而也使得仲景的学术思想具有广泛的启发指导意义和无限的生命力。

第四章　仲景文化的价值

仲景文化对后世产生了极为深远的影响,自晋代以来,仲景文化经后世诸多仁人志士不断发扬光大,延绵至今,波及海外,蔚然成为特色鲜明、内涵丰富的文化体系,其价值主要包括医学与人文价值、历史与社会价值、经济与民生价值等,直至现代,其依然是中国传统文化特别是南阳地域文化不可分离的一部分,是中医药文化的最重要、重核心的内容之一,仍然发挥着不可替代的、独特的教化、医疗及养生等作用,在当今社会日益显现出积极的文化意义和价值。

第一节　医学与人文价值

张仲景的学术思想一直是中医学发展的宝藏。六经辨证、脏腑辨证(含八纲辨证、经络辨证、三焦辨证、气血津液辨证等内容)不但广泛应用于常见病、多发病的诊治,而且对疑难杂症及急危重症仍有现实的指导意义。张仲景"大堂行医",其仁爱与济世的精神也一直被世人所传颂,并深刻地影响着后世医务工作者的行为,尤其是对当代构建和谐的医患关系产生着积极的作用,仲景的学术思想及高尚品德也一直教育着后人。

一、创造源价值

仲景文化,不仅本身已有难以替代的价值,更重要的在于能够启发人们的创造力,给后世学者提供一个增长智慧的平台。仲景著作,常读常新,能够不断地生发出新的价值,保持旺盛的生命活力,正如名医岳美中所言:"法崇仲景思常沛。"

这些继承、发展与创新,或以整理校注的方式,或以论著明理的方式,或以临床实践的方式,或以带徒教学的方式,或以创立新说的方式,或以学术争鸣的方式,或以会议讨论的方式,或以翻译转述的方式,从诸多层面体现。人们从张仲景学术中发现新的价值,扩大应用范围,治疗多种疾病,包括新发之疾病,而取得良好的疗效。

自宋、金以来,关于继承发扬张仲景医圣文化的各类著作日渐增多,至清末已达1 000余种。现在,不仅国内关于继承发扬仲景文化研究的各类著作与日俱增,而且海外的继承发扬张仲景学术著作亦为数不少,仅日本一国就有百种以上。发表于全国各类杂志上的研究论文数万篇,数量之多是中外医学史上所罕见的。并且此研究在现代又有加速扩大之趋势,将生发更多的价值。这充分说明张仲景学术有着巨大的创造源价值,潜力巨大,取之不尽,用之不竭。

二、临床价值

张仲景的辨证论治理论体系,一直有效地指导着临床,古今临床大家无不尊崇仲景思想,善用仲景方药,且尊仲景之方为"经方"。由于使用经方常有桴鼓之效,故历代诸多医家喜用经方,被称为"经方派"。近现代以来通过深入研究经方,多次反复临床、动物实验研究,进一步从现代科学角度证明了经方的确切价值。经方成药如金匮肾气丸等,一直是中成药房的必备药、常备药、畅销药。在日本厚生省所承认的 210 个汉方中,张仲景经方有88 个,如小柴胡汤、八味肾气丸等。经过历代医家发扬光大,经方已不局限于治疗仲景所述之疾病,而广泛用以治疗多种疾病。从古到今经方为人类的健康发挥了巨大的作用,并将继续下去。

三、示范价值

仲景经方,配伍精当,义理精深,疗效卓越,给后世以不尽的启示,激发了历代医家强烈而持久的研究兴趣,为后世医学的发展起到示范作用,甚至超过其实用价值。因经方数量有限,故须掌握组方规律及理论精髓,只有将其思想推而广之,才可超越有限经方,应用于更多疾病。犹如通过例句学会了语法,则可以自由地组成无限的句子。所以《伤寒杂病论》虽被归于方书,而历代医家对其并不只是作为方书,而是作为经典反复研究,意在探求其立方之意、组方之则,从中得到启示,以应用于实践,实现其示范价值。

历代医家通过长期分析经方,抽象其组方规律,发现了许多有示范价值的组方思路,如相反相成、辛开苦降、制性存用、反佐等,用于实践,取得了良好的效果。然经方义理精深,至今亦未能全部发现掌握仲景立方之意,已经揭示者可能只是冰山一角,所以发掘经方的示范价值将是一个漫长的过程,经方之示范价值将长期存在,激励人们不断地探索、发现。

四、衍化价值

所谓衍化价值,即经方可以进一步衍化为众多有效方剂的价值。由于仲景经方疗效确切,组配严谨,为历代医家推崇。在运用经方的过程中,根据经方组方思路以及病情需要,历代医家通过加减药味、改变药量等方法,以经方为核心、为祖方,衍化派生出了许多有效方剂,如六味地黄丸、麦味地黄丸、杞菊地黄丸等地黄丸系列。经历代医家的努力,这些经方衍化方已经发展为数量众多的一类方剂,可称为经方族方。直至今天,对经方的衍化仍在继续,数量继续增加,经方之衍化方已经并继续在临床上发挥着重要的作用,有重要的医疗价值。

经方之所以有近于无穷的衍化潜力,在于经方药味虽相对简略但内涵深厚,高度凝聚着中医方剂配伍的精义,充分体现了中医方剂配伍的规律,这就给后世医家提供了良好的衍化基础。

五、教育价值

仲景的《伤寒杂病论》问世以后,备受历代医家推崇,其人被尊为"医中之圣""犹儒家之孔子";其著作被誉为"字字珠玑""最为众方之祖"。明代李濂《医史》中称仲景之书:"自汉魏迄于今,海内学者,家肄户习,诵读不暇,如士子之于六经然……"可见仲景其人其书的社会地位与影响,同时也呈现出巨大的教育价值。

1958 年,新中国成立了第一批中医高校,开始编写教材。1960 年,人民卫生出版社出版了由北京、上海、广州、南京、成都五所中医学院联合编著的中医学院试用教材共 17 种,在这些中医教材前言中讲道:"本教材取材于四部古典医籍——《黄帝内经》《神农本草经》《伤寒论》《金匮要略》和历代名著的基本内容,并密切结合各个学院的教学和临证实际经验,用现代语言尽可能全面和系统地介绍了中医学知识。"其明确指出"四部古典医籍"的书名及其在高等中医教育"教学内容"中的地位和方法,而且《黄帝内经》《伤寒论》和《金匮要略》后来也成为中医本科教育的必修课程。《伤寒论》和《金匮要略》是我国现存最早、最完整的临床医学专著,并且在中医研究生教育中成为基本学科,《伤寒论》《金匮要略》专业的硕士、博士生教育依然是中医研究生的热门专业。读《伤寒论》、学《金匮要略》在中医继续教育中仍发挥着不可替代的作用,彰显出巨大的教育价值。

第二节　历史与社会价值

中国有许多历史文化名城,这些城市不仅是因其有悠久的历史而成为名城,而且是因其有历史文化名人而闻名于世。这些历史文化名人身上反映出当时的历史印迹,有许许多多令人感动的故事,对这个城市的人们产生了历史的和现代的影响。张仲景就是南阳市历史文化名人的代表之一,他的人、他的事在社会上产生了巨大的影响,不但在保障人们生命健康方面有着巨大的价值,而且在构建和谐社会方面也同样有着巨大的价值。

一、历史价值

研究张仲景就不能不研究张仲景那个时代的历史,就不能不涉及成就张仲景的社会、环境、文化等因素,特别是仲景医学的发展史成为整个中医学发展的一条主线,因而仲景文化的历史价值也就不容忽视。

汉代的南阳,农业、手工业、商业、政治、经济、文化昌明隆盛,悠久而丰富的文化哺育出众多杰出人物,张衡、张仲景等为杰出代表,唐代大诗人李白对古南阳发出"此地多英豪,邈然不可攀"的感慨。

至东汉末年,南阳则处于魏、蜀、吴三国拉锯战的前沿,屡遭战乱,加之疾疫流行,民不聊生,以致出现"家家有僵尸之痛,室室有号泣之哀,或阖门而殪,或复族而丧"(曹植《说疫气》)的令人恐惧的悲惨景象,张仲景的家族也未能幸免。

汉代以前,中医学已发展有相当的规模,有丰富的"医经"理论和"经方"经验。加之南阳独特的地理位置,产 2 000 余种中草药,张仲景又善于拜师学习。

上述这些诸多条件为张仲景成就大业奠定了基础。在他有所成就之时,张仲景被推至长沙太守任上,他的济世为民的人道精神继续被发扬着。张仲景在任长沙太守期间,在料理政事之余,时常在大堂上为百姓施医诊病,挽救无数生命。张仲景所处的时代,是等级森严的时代,而他官居太守,能在大堂上为百姓设案诊病,堪称惊世骇俗之举。在封建时代,做官的不能入民宅,又不能随便接近普通老百姓。可是百姓的病痛又不能视而不见,这怎么办呢?他想出一个办法,择定每月初一和十五两天,大开衙门,不问政事,让有病的群众进来。他堂堂正正地坐在大堂之上,挨个地仔细给群众治病。时间久了,形成惯例。每逢初一、十五的日子,他的衙门前就聚集了许多来自各方的患者等候看病。其爱民之心、救民之为并非一般人所能做得出来的。后人把在药铺里施医治病的地方称为"堂",常在药店之中请一大夫坐诊以方便患者看病,称为"坐堂""坐堂行医",如北京的"同仁堂"、杭州的"胡庆余堂"、山东的"仁济堂"、南阳的"仲景堂"等,皆仿张仲景行为而来,由此可见其开创的坐堂行医行为影响之大及历史价值。

在仲景故里,家乡人为了纪念这位伟大的医学家,在南阳市东郊建立了"医圣祠"。这里香火不断,成为人们朝圣祭祀之地;这里游人如织,成为中医药文化教育基地。可以毫不夸张地说:一座医圣祠,半部中医史,也是南阳历史文化名城的标志之一。

二、社会价值

张仲景医药文化不仅在中国,而且在整个华人世界乃至日本、韩国以及东南亚地区都享有极大声誉和影响,既具权威性又具唯一性。张仲景中医药文化在传承的 1 800 多年里,融合传统中医药文化与现代文化,成为中医药文化的一个标志,客观存在不但能够处治一些现代西医学仍无法解决的疑难杂症,同时又能用这种人性化的最高标准为广大百姓服务,为中国人民乃至世界人民的卫生保健事业服务。济世为民、辨证论治,以及针灸、推拿、草药、养生……博大精深的张仲景医药文化正在吸引更多的海内外人士"拜师入门"。除每年有数千名海外留学生来中国攻读中医专业外,全球多个国家和地区开设中医孔子学院所提供的专业中医教学课程,也越来越受到境外人士的欢迎。

张仲景的著作在国外特别是日本,产生了很大影响。明万历二十七年(1599 年),江苏常熟著名藏书家赵开美偶然得到北宋刻本《伤寒论》十卷,大喜过望,将此书收刻于《仲景全书》中。此后不久,赵开美本的《伤寒论》就东传日本,受到广泛重视,对日本临床医学发展起到重大推动作用。1668年、1715 年、1756 年,日本多次对《伤寒论》进行翻刻,培养了一批著名的《伤寒论》文献专家与临床专家,写出了一批高质量的学术著作。

日本的汉方医学尊《伤寒杂病论》为圣经,凡使用张仲景著作中的原方制成的药,药检局一律给予免检的最高待遇,就是日本一些著名中药制药工厂如小太郎、内田、盛剂堂等制药公司出品的中成药(浸出剂)中,伤寒方占60% 以上(还有一些很明显是伤寒方的演化方)。而且他们在生产药剂时,完全按照张仲景的原方配伍。

日本厚生省批准生产的汉方药仅限于张仲景的 210 种经方,其中 147 种被批准为"医疗用药品",可以在医院中使用,其余 63 种为"一般用医药品",可以在药店柜台销售。日本东洋医学会会长寺师睦宗曾指出:"张仲景的医学思想是二十一世纪医学最先进的思想。"

此外,张仲景经方也被韩国广泛应用于临床医疗诊治中。最近几年,韩国多次派出中医药留学生到南阳的高校学习张仲景医药学理论。

泰国的"中医热"正在升温,自 2000 年泰国政府正式批准中医行医合法化以来,在泰国各大城市,用"仲景经方"为患者诊治的中医诊所如雨后春笋般出现,而药店柜台上中医药的种类也越来越多。

在欧美国家,张仲景方剂的神奇功效也受到越来越多人们的关注。2008 年 8 月 1 日,南京中医药大学基础医学院名誉院长、博士生导师、江苏省名中医黄煌,应邀赴美国马萨诸塞州艾莫斯特镇,为英、美两国的 30 多名医生做了《张仲景药证与经方》的学术报告,受到热烈欢迎。

美国华盛顿大学医学院教授包德默曾感慨地说:"爱因斯坦创立了相对论,可早在 1 800 年前,张仲景就已经把相对论的原理运用到实践中去了,张仲景是全人类的骄傲。"可以这样说,张仲景学说为中华民族的繁衍昌盛做出了不朽的贡献,也必将推动世界医学走向更大的辉煌。

美国前总统里根的保健医生哈德森博士,专程到医圣祠仲景墓前,他赞扬道:"张仲景创立的学说,是东方医学的宝库,也是世界医学的宝库。"

在中国,仲景文化的社会影响更是无人可比的。国家级有仲景学说专业委员会,许多省也有相应的仲景学说研究机构。在医圣故里南阳有"张仲景学说研究会""张仲景传统医学研究会""张仲景基金会"等学术团体和机构。南阳城东温凉河畔,人们为纪念张仲景而建的医圣祠,虽屡毁屡建,终成现在的规模,人们心中的圣地。还有许多以"仲景"名字命名的企业、科研院所,甚至商店、路桥等,成为南阳社会一道亮丽的风景线。每年仲景诞辰日在医圣祠举行隆重的纪念仪式,人们从四面八方络绎不绝地来此朝圣,更体现了这种社会与文化价值。人们通过怀念仲景盛德,传承仲景精神,陶冶情操,坚定信心,完善高尚人格。

第三节　经济与民生价值

一个地域文化与经济若能有效融合,则必然会迸发出巨大的创造力,能够极大地推动区域经济又好又快地发展。一种特色文化是人类历史的财富和底蕴,是社会文明和谐的基石,是城市时代强音和竞争力,是一个民族生存与发展的灵魂。仲景文化既是一个地域文化,又是一种特色文化,因而具有巨大的经济与民生价值。

一、经济价值

张仲景文化对中国人民一千多年来的卫生保健和防病治病起到了重要作用,继承和传承好张仲景文化,不但可以促进南阳市文化产业和事业的大发展,而且对中医药走向世界,为世界人民服务也必将起到重要作用。我们发现,与张仲景相关的医药品牌涉及医院、制药、种植、加工、营销、养生、文化、旅游等各个方面,其每年的产值数以百亿计,产生了巨大的经济效益,促进了区域经济的发展。

近年来,作为医圣张仲景故里的河南省南阳市,积极实施"张仲景医药创新工程",把中医药产业作为全市新的经济增长点和特色优势产业强力培育,使中医药产业呈现出强劲的发展势头。"十大中药材种植基地"项目的发展,使南阳的"伏牛山牌"山茱萸的产量占全国总产量的80%,居全国之冠,"裕丹参""桐桔梗"和"宝天玉兰牌"辛夷花的质量和产量都位居全国前列。

南阳市按照《中药材生产质量管理规范》(即 GAP)的要求在建立种植基地方面有了新突破,有力推进了产业化经营。作为南阳中药工业龙头的河南宛西制药股份有限公司,已跻身全国中药生产 50 强行列。该企业在示范带动方面已主动地迈出了脚步,他们已投资在西峡按 GAP 标准,建立 20 万亩山茱萸生产基地,以"公司+基地+农户"的模式进行经营,并从河南农大等科研院所招聘了一批技术人员,基地的技术服务体系、购销体系已初步完备。主导产品"仲景牌"六味地黄丸在国内市场的占有率达 35%。据统计,目前南阳市人工种植的中药材品种达 150 多种,其中山茱萸、辛夷花、桔梗、丹参等 30 多种优质地道药材种植面积达 200 万亩,年产值达 30 亿元,约占全市农业总产值的 5%。

从 2002 年开始,南阳市每年一届的"张仲景医药科技文化节"影响日益广泛,社会与经济价值日益突显。与节会有关的经贸往来、招商洽谈越来越频繁,每年节会期节的合同、协议金额都在数十亿元以上,拉动了地方经济的发展。种植、加工、餐饮、养生、旅游等行业也因注入仲景文化而充满活力,这些无疑也是仲景文化价值的重要组成部分。

二、民生价值

在仲景文化中,无论是理论体系、学术思想,还是医德文化与仲景精神,其核心价值首要的就是他一贯倡导的以人为本的价值取向,具体来讲就是贯穿他济世救人生涯的民生理念,强调以人民群众的生命健康为根本,从疾病的预防、治疗、护理及养生保健等各个方面体现这一价值观。

肖纲在《劝医论》中说:"天地之中,唯人最贵,人之所重,莫过于命。"孙思邈在《千金要方》当中提出著名观点"人命之重,有贵千金",所以才在其《大医精诚》中对医生提出了很高的要求。因为一个人的生命之所以是他自己最根本、最宝贵、最有价值的东西,就是因为他的生命能满足他最主要、最根本、最大的愿望——生存与生活。这种愿望得到满足,才能够感觉到快乐与幸福。

张仲景在《伤寒杂病论》序中特别痛心地列举出"不惜其命,若是轻生"的世人,只知道"唯名利是务","不顾根本,忘躯徇物","充饰其末,忽弃其本",其结果是"进不能爱人知人,退不能爱身知己",基本的生命都没有了,还谈什么荣势。他也痛斥社会上的庸医"不念思求经旨","始终顺旧"。批评那些不负责任的医生"省疾问病,务在口给,相对斯须,便处汤药"。这样无论如何也不可能正确诊断与治疗疾病,也就不可能济世救民。他的这些观点与忠告,在当今社会仍不失其警醒作用。

所以,张仲景关注民生,不是一个空洞的口号,也不是一个简单的结论,而是实实在在地做,以求达到"上以疗君亲之疾,下以救贫贱之厄,中以保身长全,以养其生"的目的。他不但能"大堂行医",而且能够倾其所学,传之后人。其对影响民生的健康问题的远见卓识至今仍有极高的价值,如就人体未病、已病、病发的理念和方法来说:未病之时要从顺时养生、饮食养生、运动养生等方面入手,力争不得病、少得病、缓得病;已病之时要寻根求源,透过现象看本质,尽量早知道、早干预、正确治疗;病发之时要根据外感内伤的发病传变规律,整体调治、辨证论治、防止传变、防止加重、促进病愈,且在愈后防止复发。这可以说是从医学的角度来体现出仲景文化的民生价值。

第五章　仲景文化的影响

第一节　文化的认知

"文化"是中国语言系统中古已有之的词汇。"文"的本义,指各色交错的纹理。《易·系辞下》载:"物相杂,故曰文。"《礼记·乐记》称:"五色成文而不乱。"《说文解字》称"文,错画也,象交叉"均指此义。"化",本义为改易、生成、造化,如《庄子·逍遥游》:"化而为鸟,其名曰鹏。"《易·系辞下》:"男女构精,万物化生。"《黄帝内经·素问》:"化不可代,时不可违。"《礼记·中庸》:"可以赞天地之化育。"归纳以上诸说,"化"指事物形态或性质的改变,同时"化"又引申为教行迁善之义。"文"与"化"并联使用,较早见于战国末年儒生编辑的《易·贲卦·象传》:"刚柔交错,天文也。文明以止,人文也。观乎天文,以察时变;观乎人文,以化成天下。"西汉以后,"文"与"化"方合成一个整词,如"圣人之治天下也,先文德而后武力。凡武之兴,为不服也。文化不改,然后加诛"(《说苑·指武》),"文化内辑,武功外悠"(《文选·补之诗》)。这里的"文化",或与天造地设的自然对举,或与无教化的"质朴""野蛮"对举。因此,在汉语系统中,"文化"的本义就是"以文教化",它表示对人的性情的陶冶,品德的教养,属精神领域之范畴。随着时间的流变和空间的差异,现在"文化"已成为一个内涵丰富、外延宽广的多维概念。

文化既是一种社会现象,又是一种历史现象,是一个国家或民族的历史、地理、风土人情、传统习俗、生活方式、文学艺术、行为规范、思维方式、价值观念等呈现的面貌。广义的文化,着眼于人类与一般动物,人类社会与自然界的本质区别,着眼于人类卓立于自然的独特的生存方式,其涵盖面非常广泛。狭义的文化,排除人类社会历史生活中关于物质创造活动及其结果的部分,专注于精神创造活动及其结果,主要是心态文化。我们所说的文化是指广义的文化,指的是人类在社会历史发展过程中所创造的物质和精神财富的总和。它包括物质文化、制度文化和心理文化3个方面。具体来说,广义的文化包括4个层次:一是物态文化层,由物化的知识力量构成,是人的物质生产活动及其产品的总和,是可感知的、具有物质实体的文化事物。二是制度文化层,由人类在社会实践中建立的各种社会规范构成。包括社会经济制度、婚姻制度、家族制度、政治法律制度、家族、民族、国家、经济、政治、宗教社团、教育、科技、艺术组织等。三是行为文化层,以民风民俗形态出现,见之于日常起居动作之中,具有鲜明的民族、地域特色。四是心态文化层,由人类社会实践和意识活动中经过长期孕育而形成的价值观念、审美情趣、思维方式等构成,是文化的核心部分。心态文化层可细分为社会心理和社会意识形态两个层次。

文化是生命衍生的具有人文意味或生命意味的现象,是与生俱来的。文化是一种生命现象。文化本不属人类所独有,我们应该以更开放和更宽容的态度解读文化。

第二节　仲景文化与医学高等教育

文化与教育密不可分,文化对教育的影响根深蒂固。仲景文化彪炳千秋,尤其是对当代医学高等教育的形成与发展至关重要,最值得称道的是张仲景国医大学的诞生。张仲景国医大学是在党中央关于经济体制改革和教育体制改革方针指引下,由河南省著名主任中医师赵清理教授倡导创建的。该校经河南省人民政府豫政函〔1985〕31号文件正式批准,1985年2月6日在医圣故里南阳建立,1986年1月获国家教委正式备案。为弘扬仲景伟业,增强研究仲景学说的凝聚力,学校特以医圣张仲景的名字命名。

建校之初,学校性质为公办民助,办学宗旨是:按照党的教育方针和中医政策,遵循中医教育的特点和规律,切实改革中医教育,确保教学质量,做到"三个面向",努力办成具有中国医学教育特色的新型大学,为人民的卫生保健和社会主义建设事业培养高级中医人才。学校的名誉校长由全国人大常委会副委员长朱学范、全国政协副主席董其武和卫生部副部长兼国家中医药管理局局长胡熙明担任。学校实行校长负责制,第一任校长由赵清理担任。当时,学校占地面积96 671平方米,房舍建筑面积25 000平方米,固定资产总值890万元,图书馆藏书5.5万册,教职工172人。学校开设有中医专修班、专科班、少年班3个班次。

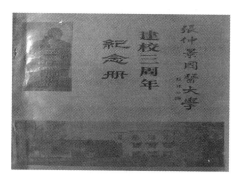

1988 年 8 月 26 日出版的《张仲景国医大学建校三周年纪念册》

随后,经过几十年的持续建设,张仲景国医大学沐浴着医圣的荣光,逐步发展成了蜚声海内外的一所医学高等院校,在培养中医学人才方面发挥了重要作用。如今,南阳医学高等专科学校秉承医圣恩泽,办学成效显著,正朝着本科医学教育的方向阔步前行。

第三节 仲景文化与书法艺术

中医学是中华优秀传统文化的重要组成部分,以书法艺术表现中医学是中国文化独特的表达方式,中医古籍流传史上处处都铭刻着书法的烙印。这种医文一体的现象,既灌注着中国文化的鲜活血液,又凝聚着中医人的智慧和创造,是中华民族灿烂文化中的瑰丽奇葩。中医与书法存在着息息相通、千丝万缕的内在联系,有着共同的文化、哲学、社会学基础。自古文坛中,知医术者众也。"唯儒者能明其理,而事亲者当知医也"(《四库全书总目提要》)。掌握一定的医学知识以事亲事己、延年益寿,曾经是文人们竞相追随的时尚之举,自古医坛中,识书法者众也。"学书用于养心愈疾,君子乐也"(《瓯北医话》)。书法对健康长寿的作用,早为医家们领会。他们济世活人的高尚医德、高超医术和记录他们成就的大量著述及医案中散发出的诱人芳香,正是由心意与墨韵融为一体的书法艺术的另一种形式的表述。东晋著名医家葛洪,翰墨传世;南朝名医陶弘景,丹青照人;药王孙思邈,被誉为医中书法巨擘;医家傅青主,被尊为"清初第一写家"……近代名医中,兼长书法者更大有其人,恽铁樵、萧龙友、曹颖甫、秦伯未、程门雪、施今墨等曾留下柳体颜骨雅风;现代名医中,善于书法者也不胜枚举,任应秋、姜春华、关幼波、邓铁涛、路志正、颜德馨等也写出龙飞凤舞神韵。

在中医药文化史上,最为后世敬仰的至圣先贤,莫过于张仲景了。自明代为张仲景建祠以来,拜谒祭祀,历经数百年而不衰;文人雅士、迁客骚人、朝野名流,在瞻仰医圣祠后,纷纷敬献匾额楹联,留下墨宝。在20世纪80年代重修医圣祠及建立张仲景医史文献馆后,国内外各界人士纷至沓来,题字赠书,以至于医圣祠内有梁皆匾、有楹必联,讴歌医圣功德,弘扬中华文明。具有代表性的题刻如下。

1. 近代医学大家任应秋为医圣祠题词,如下图。

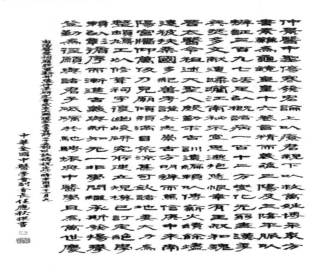

任应秋题词

2. 全国人大原常委会委员、著名医学家董建华为医圣祠题词,如下图。

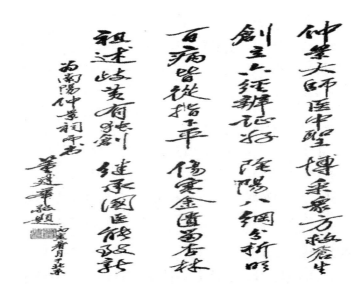

董建华题词

3.单士元等为医圣祠题词,如下图。

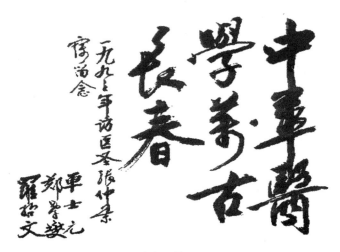

单士元等题词

4.国医大师邓铁涛为医圣祠题词,如下图。

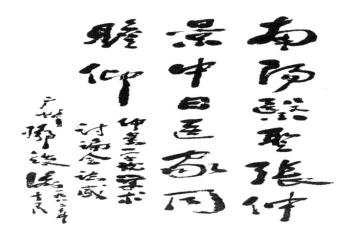

邓铁涛题词

5. 伤寒大家刘渡舟为医圣祠题词,如下图。

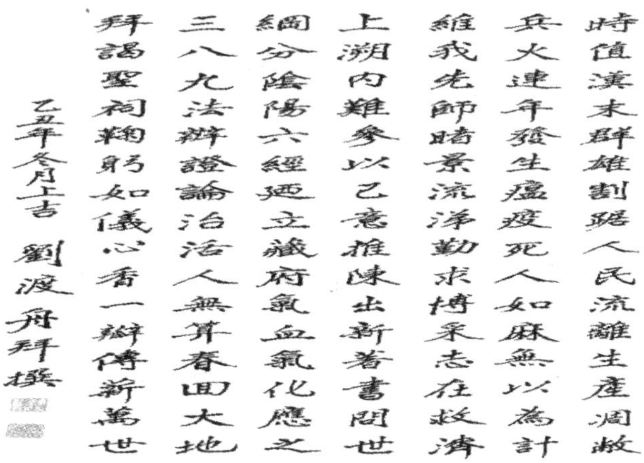

時值漢末群雄割據人民流離生產凋敝
兵火連年發生瘟疫死人如麻無以為計
維我先師晴景淨勤求博采志在救濟
緗分陰陽六經廼立藏府氣血氣應之
上湖內難參以己意推陳出新著書問世
三八九法辯證論治法人無算春回大地
拜謁聖祠鞠躬如儀心香一瓣傳新萬世
乙丑年冬月上吉　劉渡舟拜撰

刘渡舟题词

6. 全国人大原副委员长谭震林为医圣祠题词,如下图。

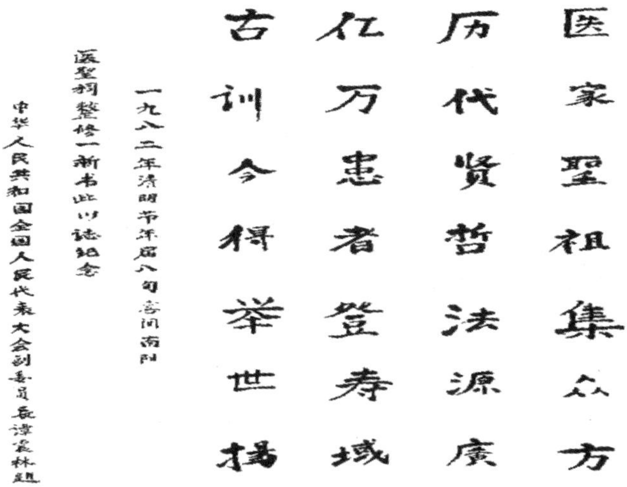

医家聖祖集众方
历代贤哲法源广
亿万患者登寿域
古训今得举世扬
一九八二年清明节前届八旬书同两阳
医圣祠整修一新书此以志纪念
中华人民共和国全国人民代表大会副委员长谭震林题

谭震林题词

7. 著名作家姚雪垠为医圣祠题词,如下图。

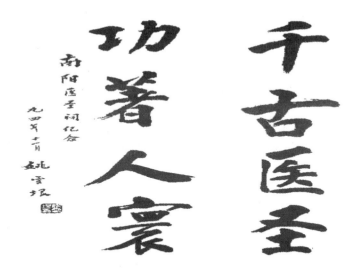

姚雪垠题词

8. 著名作家郭沫若为医圣祠题词,如下图。

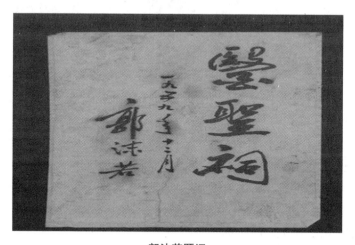

郭沫若题词

第四节　仲景文化与建筑艺术

　　仲景文化对后世最为直观的影响,非医圣祠莫属。医圣祠位于河南省南阳市城东温凉河畔,为东汉医学家张仲景的墓址所在地,现占地面积12 030平方米,其中房屋建筑物面积6 669平方米,含各式房屋136间。墓祠古建筑群占地3 200平方米,馆藏器具文物104件(套),古籍书刊文献1万余册。1988年1月13日被国务院公布为第三批全国重点文物保护单位,2006年被授予国家AAA级旅游景区,2008年被授予全国中医药文化教育基地。

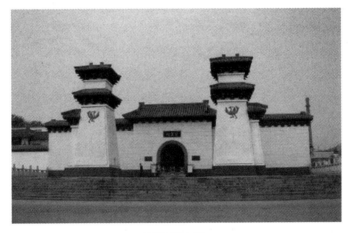

医圣祠大门

　　医圣祠大门具有汉代建筑风格,布局严谨、巍峨壮观,屋顶金黄色的琉璃瓦光彩夺目。郭沫若先生1959年12月题写的"医圣祠"三个大字,苍劲有力,熠熠生辉。位于中轴线的建筑有大门、照壁、仲景雕像、纪念碑亭、山门、冢墓、过殿、正殿。两则有双阙、古代医学家塑像群、东碑碣廊、西画像廊、春台亭、秋风阁、仁术馆、仲圣堂、智圆斋、寿膳堂、东西偏殿等。古代医学家塑像群,分别雕塑了医和、王叔和、华佗、李时珍这4个中国不同历史时期的大医学家。张仲景的墓也在祠内,坟墓建于何时已无确考。墓前的石碑是清代张三异立的。仲景墓是仿汉墓式样,墓的四角各有一个羊头,在中国古代"羊"和"祥"是同音、同义的两个字,象征吉祥。墓顶的莲花座,象征张仲景"出淤泥而不染"的高尚医德医风。

　　医圣祠由来已久,见于文献记载的有《南阳县志》:"宛郡东高阜外……有仲景故宅,仁济桥西有仲景墓。"另据明《汉长沙太守医圣张仲景灵应碑》

载:"南阳城东仁济桥西有圣祖庙,十大名医中塑有仲景先生像。"清《重修医圣祠门楼碑记》载:"药王之庙遍寰宇,圣之祠则唯南阳有焉。"清末曹德宇编绘的《医圣祠图志》中载,整个祠宇包括正、偏两院,正殿塑有仲景先生像及历代名医像,偏院有医圣井、医圣桥、素问亭、内经楼等。内经楼藏书极多,每年上元(即元宵)、重九两节这里为香火大会,盛极一时。

现在,建筑群已经部分修复。修复后的医圣祠,双阙崔巍,山门壮观。两廊各镶百余幅仿汉画像石刻《历代名医像》和《张仲景画传》,仿古而不泥古,创新而不媚俗,设计大方,雕工精良,令人观而忘返。宽广的祠院,亭台映辉,花木戏人,显得清静而肃穆。后院保留的古代四合院,虽修茸一新,但仍不失其古朴典雅之风格。陈列的医史文物和文献,不仅内容丰富,而且陈列设备和表现手法新颖大方。至医圣祠修复开放以来,中外游人络绎不绝。

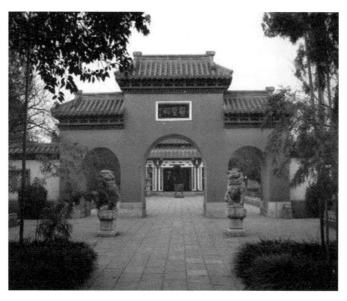

医圣祠内景

一、医圣祠汉阙大门

登上九级踏石,迎面而立的是一对高大雄伟的仿汉子母阙,门阙既可登高望远,又是权威的象征,阙身下面镶嵌着一对朱雀,西南而立,展翅欲飞,象征着方位和吉祥。在宏伟壮丽的金黄色琉璃瓦的映衬下,正门上方郭沫若先生于1959年12月题写的"医圣祠"三个大字苍劲有力,熠熠生辉,更加显得庄严肃穆。朱漆大门上装饰着重约150公斤的青铜"辅首衔环",象征着雄伟和威严,这是世界上最大的辅首衔环。辅首是安装在大门上衔门环的一种底座,它是中国传统的大门装饰,又称门辅。传说辅首是龙的第九个儿子,性好静,警觉性极高,善于严把门户。辅首所衔之环为门环,原来的作用是客人来访敲门之用,后来演变为一种装饰性建筑,象征着威仪。

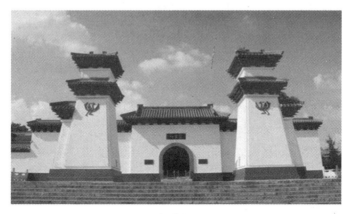

医圣祠大门正面

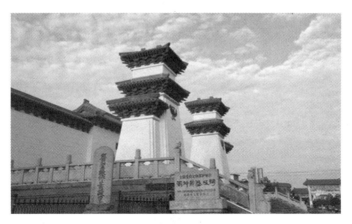

医圣祠大门侧面

二、医圣张仲景铜像

缓步进入前祠,只见雕梁画栋,崇楼高阁,绿树翠竹,清雅密静。整个布局独具匠心,格调高雅,仿佛走进了一个多年前的汉室憩院,耳目为之一新,倍觉心旷神怡。抬头望去,只见庭院中间矗立着一尊高大的医圣张仲景铜像,凝眉深思,忧国忧民之情溢于眉宇之间,令人肃然起敬。

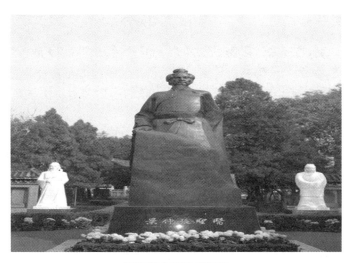

医圣祠内张仲景铜像

三、拜殿

沿青石大道前行,穿过一座高大宏伟的朱红色三孔拱形山门,便来到后祠。迎面就是医圣长眠的墓地,汉代风格的拜殿和墓亭前后攀连,结为一体,给人以清雅肃穆之感。墓前有清顺治十三年(1639年)南阳府丞张三异重修陵墓时所立石碑,高8尺,上书"东汉长沙太守医圣张仲景之墓"。墓呈俯斗形,四角各有石刻羊头,代表吉祥如意,墓顶有一莲花台坐,象征着张仲景高尚的品德。

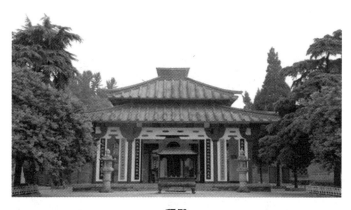

拜殿

四、照壁

步入门庭,首先映入眼帘的一块巨大的照壁,由一块完整石料制成,长宽各为3.5米,为当代碑林所罕见。照壁的正面刻写的是黄竹斋先生撰写的《医圣张仲景传》,生动地描述了张仲景光辉的一生和对中医事业做出的伟大贡献。

两侧是著名学者任应秋教授题写的一副对联:上联是"阴阳有三,辨病还需辨证",下联是"医相无二,活国在于活人"。"阴阳有三"就是中医上所说的三阴三阳,"辨病还需辨证"是说要想治好患者的病,必须依照辨证论治的学说,找出病的根本原因。"医相无二"是说医生宰相没有区别,医生治人,宰相则治国;"活国在于活人"是说要想把国家治理好,首先要把人治好。照壁的背面刻写的是张仲景亲自拟定的《伤寒杂病论》序,文中陈述了他走上医学道路的原因,照壁前后相映,浑然一体,使人在肃穆中油然而生崇敬之情。

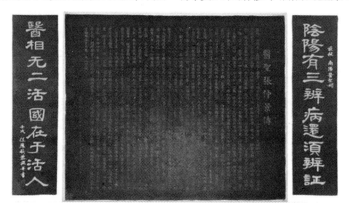

照壁正面

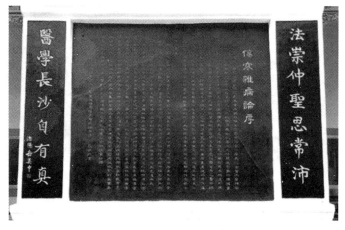

照壁背面

五、十大名医像

庭院的绿树丛荫中还耸立着十大名医塑像。他们有的长须拂胸、慈眉善目,有的灵秀聪睿。真是独具风貌,情态各异。表现了医学家们为中医学发展不辞劳苦、呕心沥血的动人情景。

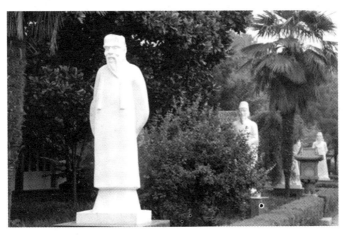

十大名医塑像

六、东长廊

院内两侧的东西长廊,分别镶嵌着"张仲景组画""历代名医评赞""历代名医画像"石刻 200 余方。

东长廊镶嵌的是"张仲景组画",这组史画是以汉代画像石刻的艺术再现了张仲景当年下荆襄、登桐柏、赴京洛、涉三湘,"勤求古训、博采众方",终成"万世医宗"的辉煌一生。张仲景时代的"神医"华佗,称颂张仲景著作"此真活人书也";唐代著名医学家"药王"孙思邈,称颂张仲景著作"特有神功";美国华盛顿大学医学院教授包德默曾感慨地说:"爱因斯坦创立了相对论,但张仲景早在 1 800 年前就已把相对论的原理运用到实践中去,张仲景是我们人类的骄傲。"1993 年国际权威医史研究机构英国伦敦维尔康医史研究所,把张仲景列入 29 位世界医史伟人名单,加以弘扬和纪念。

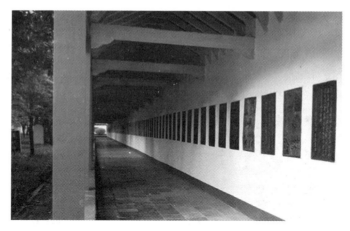

东长廊

七、西长廊

西长廊里镌刻着自伏羲以来至明清历代名医 117 幅石刻画像，记载着他们的生平及主要医学成就。这些出类拔萃的医药学家，不但为中华民族的繁衍昌盛做出了贡献，而且在世界医学史上也占有显著地位。

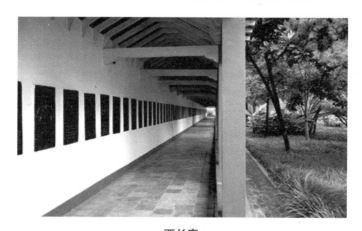

西长廊

八、六角碑亭

碑亭里矗立六块石碑，有毛泽东题词："团结新老中西各部分医药工作人员，组成巩固的统一战线，为开展伟大的人民卫生工作而奋斗"。有周恩来的题词："发扬祖国医药遗产，为社会主义建设服务"。有新中国第一任卫生部部长李德全为医圣祠撰写的碑记和全国人大常委会原副委员长谭震林为医圣祠所写的题词。

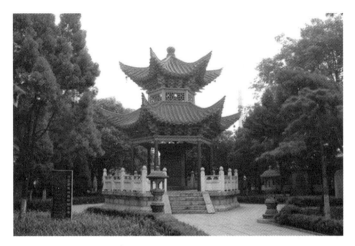

碑亭

九、百寿亭

百寿亭里从书圣王羲之到郑板桥,集历代书法家"寿"字石刻于一壁。最值得一提的是,吴昌硕写的"寿"字,又"长"又"瘦",我们号曰"长寿"。治疗疾病就是为了延年益寿。中医事业为人类做出了伟大贡献,"百寿亭"之"寿"意祝世人健康长寿。

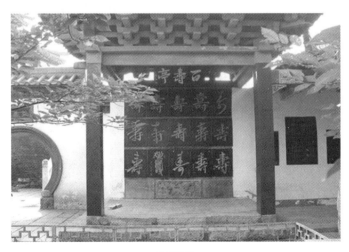

百寿亭

十、春台亭、秋风阁

春台亭和秋风阁是医圣祠中院的两座亭子。《春秋》是中国古代的一部史书，是由孔子撰写的，而张仲景的《伤寒杂病论》有"医学春秋"之称，因此医圣祠修建了"春台亭"和"秋风阁"以纪念医圣张仲景对中医学的伟大贡献。

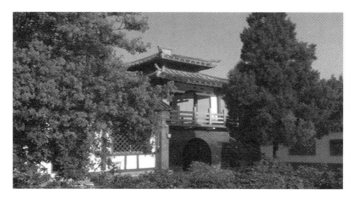

春台亭

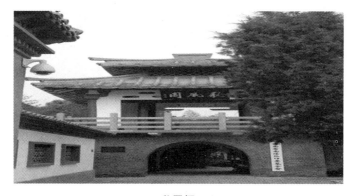

秋风阁

十一、智圆斋

智圆斋是取"智欲圆"之意，智圆是指思维方式要圆通，要融通，要变通。

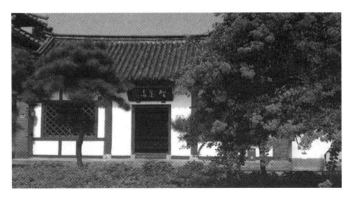

智圆斋

十二、广济馆

广济馆是取广济天下、利益众生之意。

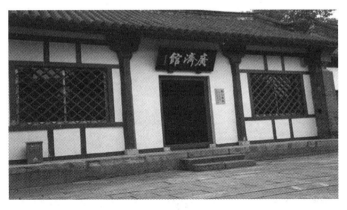

广济馆

十三、仁术馆

仁术馆是取"医乃仁术"之意。仁术是说医生应当富有对患者的关怀、爱护、同情之心,如此,也才有好的医术,才会成为道德高尚的良医。

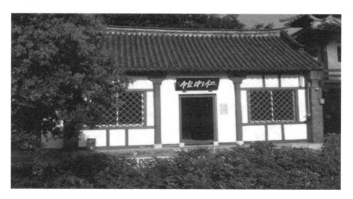

仁术馆

十四、行方斋

行方斋是取"行欲方"之意,行方是指诊疗过程要有规矩,有法度,有原则。医圣祠的行方斋中有张仲景当年任长沙太守期间,坐堂行医为百姓诊病的塑像。

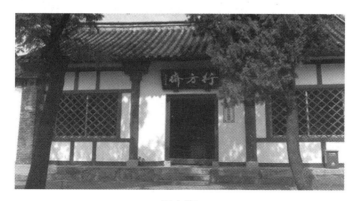

行方斋

十五、仲景墓

沿青石大道前行,穿过一座高大宏伟的朱红色三孔拱形山门,便来到后祠。迎面就是医圣长眠的墓地,汉代风格的拜殿和墓亭前后攀连,结为一体,给人以清雅肃穆之感。墓前有清顺治十三年(1639年)南阳府丞张三异重修陵墓时所立石碑,高8尺,上书"东汉长沙太守医圣张仲景之墓"。墓呈俯斗形,四角各有石刻羊头,代表吉祥如意,墓顶有一莲花台坐,象征着张仲景高尚的品德。

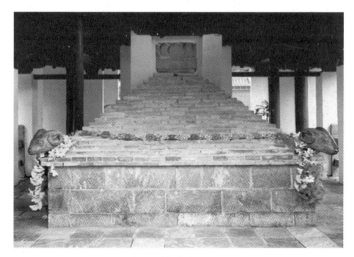

仲景墓

十六、医圣井

明代末年,祝姓在现在的医圣墓附近打井,掘出"汉长沙太守医圣张仲景墓"碑。该碑珍藏在医圣祠。后人就把这口井取名"医圣井"。

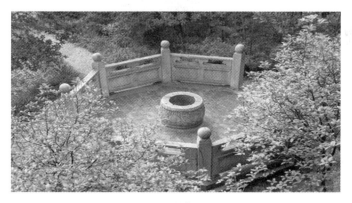

医圣井

十七、大殿及东西偏殿

绕过墓亭,穿过过殿,一个古老的四合院建筑便展现在眼前,这是医圣祠的大殿及东西偏殿。大殿两侧有一副对联,格外醒目,令人深思。上联是"善德善心善行尤缘善医至善",下联是"名山名水名胜更因名人而名"。张仲景具有高尚的医德、美好的心灵和行为,更因高超的医术而被后人称颂;南阳有名山名水名胜,但更因出了张仲景这样的名人,而使南阳更加有名。大殿内陈列着《伤寒杂病论》的各种版本及国内外医界同仁捐赠的文献资料。

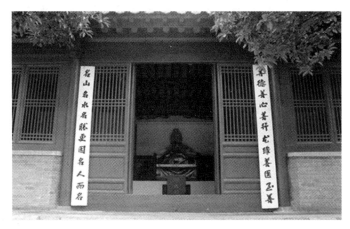

大殿

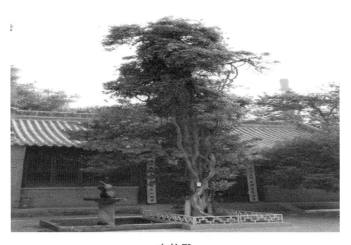

东偏殿

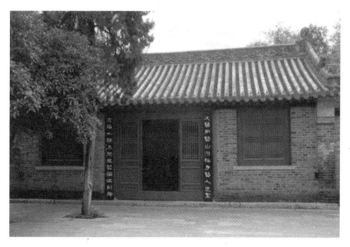

西偏殿

第五节　其他以仲景命名的建筑

一、仲景堂

南阳仲景堂医院(原仲景堂)创办于 1993 年,医院以中医药为主,中西医结合,特色鲜明,专科突出,设有眼病治疗中心、中医肝病治疗中心、中西医结合皮肤科、中医美容治疗科、脊柱骨病颈肩腰腿疼专科、肛肠科、不孕不育症科、内病外治科、鼻炎咽炎科、中医消化科、儿科、妇科、自然疗法诊室等专科,以及 B 超、心电图、化验等医技科室。2006 年,医院被南阳市卧龙区确定为医保定点单位。

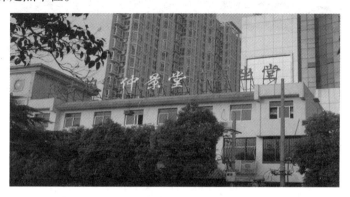

南阳仲景堂医院大楼

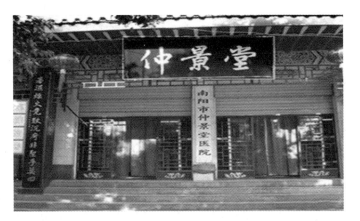

南阳仲景堂医院大门

二、仲景路

仲景路是南阳市区修建较早的一条道路。

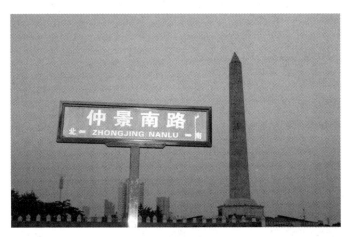

仲景路路标

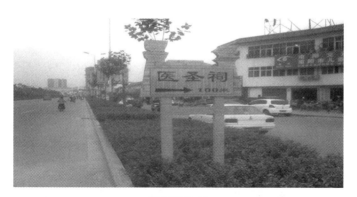

仲景路街景

三、仲景大桥

仲景大桥是连接南阳市主城区和白河南区域的主要交通通道,为纪念"中华医圣"张仲景而命名。桥梁位于河南省南阳市区淯阳桥与白河大桥之间,呈南北向,跨白河连接北岸的仲景路(解放广场、博览中心)和南岸的嵩山路(万正广场)。仲景大桥是南阳中心城区跨白河桥梁建设项目之一,是南阳市委、市政府倾力打造区域性中心城市、生态宜居城市的一项重要战略举措。加快跨白河桥梁建设,必将推动两岸区域开发建设,增强城市的可持续发展能力,推动城市建设科学快速发展。仲景大桥于 2010 年 5 月建成通车。

仲景大桥是南阳中心城区建设的第 5 座跨白河桥梁,第 4 座通汽车的重要交通纽带(淯阳桥是不通汽车的观光桥梁)。大桥造型新颖,大气美观,特别是桥面以上部分的细致处理,使桥梁融入周边环境,与解放广场动静结合,相得益彰。桥梁立面结构充分体现亲水特点,使白河两岸休闲的气氛更加清新。

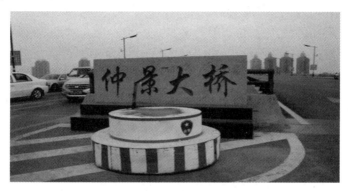

仲景大桥标志

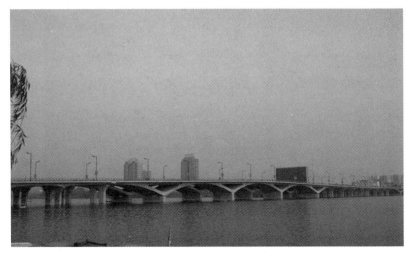

仲景大桥全景

四、仲景街道办事处

仲景街道办事处位于南阳市中心城区东部,办公地点位于南阳市滨河东路2566号。辖区面积9平方公里,辖区人口9万余人,现辖10个社区。

五、仲景商城

仲景商城位于南阳市仲景路东侧,分为东西两区,建筑面积达2万多平方米,可容纳商户500多家。该市场的经营范围是以副食、百货、洗化用品和干菜调料为主,商品辐射面除全市13个县市区外,还包括湖北、陕西相邻地区。

六、张仲景大药房

河南张仲景大药房股份有限公司成立于2004年8月,注册资金6000万元,是河南省宛西制药股份有限公司投资的大型医药连锁企业,总部设在河南郑州,目前在全省各地市开设门店200余家。公司于2004年12月、2009年3月两次通过国家GSP认证,目前主要经营地道中药饮片、中成药、化学药制剂、抗生素、生化药品、生物制品、保健食品及诊断药品、医疗器械等,有8300多个品种。该公司为河南省首家获"绿十字"放心药店殊荣的医药零售企业,在2009年度中国药品零售企业竞争力排行榜评定工作中获"综合竞争力百强药店"荣誉称号,迅速成长为河南省医药零售连锁的第一品牌,为河南省医药零售连锁企业树立了形象。

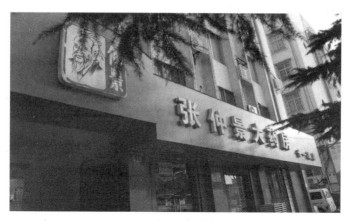

张仲景大药房

七、张仲景大厨房

张仲景大厨房股份有限公司是宛西制药股份有限公司的全资子公司之一。公司传承了宛西制药的生产研发和品牌"基因",遵循"营养、健康、绿色、安全"的经营理念,深入研究健康美味之道,以药品生产质量为标准,致力于打造健康美食精品。

数年来,张仲景大厨房采用国内先进的超临界 CO_2 萃取技术,致力于调味香辛料的研发生产,开创了国内香辛料的行业新标准,成为国内香辛料产品的知名生产商,是康师傅、统一、双汇、肯德基等著名食品企业的长期配料供应商。

八、仲景文化广场

仲景文化广场位于宛西制药股份有限公司东侧,毗邻医圣山,总占地面积 50 000 平方米,建于 2005 年,绿化面积达 60%,在广场道路两旁敬立了张仲景、扁鹊、华佗等中国十大名医的花岗岩雕像及文化列柱,生动再现了中国十大名医济世行医的场面,寓意着宛西制药股份有限公司致力于复兴国医国药,继承和传承张仲景的医药精髓,以及挖掘济世良药,造福人类的经营理念。广场内绿草如茵,美景如画,成为展示该公司企业文化与企业形象的窗口!

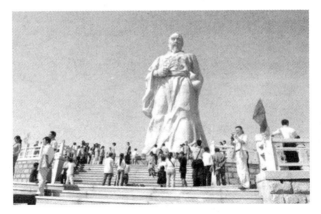

仲景文化广场

九、仲景百草园

仲景百草园建于 2002 年,占地面积 1 600 亩,是宛西制药股份有限公司为弘扬仲景文化,展示伏牛山中药材资源而建,同时也为建设宛西制药股份有限公司特色的工业旅游区奠定了一定的基础。百草园由九山(医圣山、龙山、凤山、博士山、龙驹崖、花果山、果园、青松岭、红枫岭)、六园(草药园、藤本植物园、猕猴桃园、农家乐园、欢乐园、动物园)、一湖(龙湖)、一岛(龙岛)、一广场(医圣山广场)组成。园中从伏牛山上引进植物上千种,主要引进了三大类植物,其中山茱萸、连翘、丹参等名贵中药材 300 多种,娑罗树、火棘、红花木槿、珍珠柏等药用植物 500 多种,国色天香牡丹园、梨园、猕猴桃园等各类药物经济园林也初具规模。园中一年四季风景如画,满山的奇花异草将百草园装点成名副其实的人间仙境!

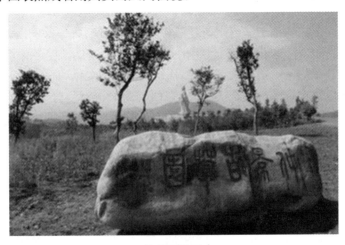

仲景百草园

第六节　仲景养生文化

养生一词最早见于《庄子》内篇。所谓生,就是生命、生存、生长之意;所谓养,即保养、调养、培养、补养、护养之意。养生是通过养精神、调饮食、练形体、慎房事、适寒温等各种方法去实现的,是一种综合性的强身益寿活动。养生就是根据生命发展的规律,采取能够保养身体,减少疾病,增进健康,延年益寿的手段所进行的保健活动。其特征是从治疗扩大到预防,从生理扩大到心理,从个体扩大到群体,从医院扩大到社会。中医养生学的思维方式与现代科学发展的思维方法是一致的,将在今后人类防病保健事业中占有重要地位。

张仲景是一位伟大的临床医学家,也是一位深得《内经》之旨的养生学家。他在《内经》保养元气、预防疾病的理论指导下,利用药疗、食疗、体疗、针疗等方法来扶正祛邪,促进康复,对中医养生学的发展起着重要的指导作用。

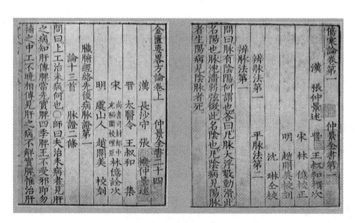

张仲景《伤寒杂病论》

一、防微杜渐治未病

张仲景在《伤寒论》原序中曾抨击那些不注重摄养身体的人:"崇饰其末,忽弃其本,华其外而悴其内。皮之不存,毛将焉附?"至于养生大法,他非常重视"治未病"。他在《金匮要略》开篇第一句就直陈:"上工治未病,何也?"接着他以"见肝之病,知肝传脾,当先实脾"为例,阐述了预防疾病的方法。

人生活在自然界中必然受大自然的支配。是能动地顺从大自然的变化,还是被动地接受大自然的约束,其结果是截然不同的。张仲景认为人的能动性应当占主导地位。他形象地说:"夫人禀五常,因风气而生长,风气虽能生万物,亦能害万物,如水能浮舟,亦能覆舟。"人怎样才能像轻舟那样自由地在水上遨游呢?他说:"若五脏元真通畅,人即安和。"这与《内经》所说"正气存内,邪不可干"的道理是一致的。而保持身心健康或防治疾病恶化的关键在于"养慎"。所谓"养慎",就是内养正气,外御病邪。他说:"若人能养慎,不令邪风干忤经络,适中经络,未流传脏腑,即医治之;四肢才觉重滞,即导引吐纳,针灸膏摩,勿令九窍闭塞;更能无犯王法,禽兽灾伤,房室勿令竭乏,服食节其冷热,苦酸辛甘,不遗形体有衰,病则无由入其腠理。"这段话集中反映了张仲景防重于治的养生思想。文中所说的"不令","适中……即医治之","才觉……即导引"等,都包含有早期防治的积极意义。

值得我们重视的是张仲景把"导引吐纳"放在首位,这不是偶然的。导引是以肢体运动、自摩自捏、伸缩手足为特点的一种医疗体育方法。吐纳,《庄子·刻意篇》说是"吐故纳新",实际是调整呼吸的一种养生祛病方法,类似现行的气功。"导引吐纳"就是防病抗老的运动,它简便易行,而且能收到意想不到的效果,所以人们乐于接受。从现代医学理论来看,这些运动主要是通过刺激神经末梢,促进血液、淋巴循环和组织间的代谢过程,提高营养物质的吸收,加强肌肉纤维的活动能力,最后使整体功能逐步得到改善。

另外,张仲景还善于用针灸来防止疾病的传变。例如当太阳病"欲作再经者,针足阳明,使经不传则愈"。又如太阳病不解,"先刺风池、风府,却与桂枝汤则愈"。现在,我们常用针刺风池、风府来预防和治疗感冒,很可能与仲景的经验有关。

二、调养后天养元气

张仲景非常重视食物的疗养作用。考仲景之方,杂有不少食品药物,如生姜、大枣、小麦、大麦、粳米、薏苡仁、赤小豆、鸡子黄、山药、百合、蜂蜜、饴糖、羊肉、酒等。这些食物对五脏具有不同程度的补养作用,特别是对脾胃的调养功能尤著。但饮食须有节制,应当注意卫生,以及相宜、禁忌等。张仲景指出:"凡饮食滋味,以养于生。食之有妨,反能为害。""所食之味,由与病相宜,由与身为害,若得宜则益体,害则成疾。"他在《金匮要略》中汇集了有关禽兽鱼虫、果实菜谷与饮食禁忌的经验。例如饮酒过度可致"酒疸","饪之邪"可引起宿食。大凡"秽饭馁肉臭鱼""六畜自死""果子落地经宿""被霜生菜"等,都不可食之。另外,张仲景对服药后的饮食禁忌也被后世医家所推崇。例如他对服桂枝汤的禁忌,包括"生冷、黏滑、肉面、五辛、酒酪、臭恶等物"。这些食物对机体的危害,主要是损伤中焦脾胃之气。尔后脾胃学家李东垣吸取张仲景的经验,擅长调补脾胃之气,在《脾胃论》中还设有"脾胃将理法""摄养"等专篇,对饮食养生的方法有更多发挥。

张仲景在《伤寒论》中设瘥后劳复证治,它为热病后巩固疗效、预防复发、养胃复原树立了规范。方药论治概括起来为:调中助胃清热的枳实栀子豉汤、解热和胃的小柴胡汤、温中健脾的理中丸、利水解脾肾之困的牡蛎泽泻散、生津养胃清热的竹叶石膏汤等。后人将这些方法推而广之,应用到内伤杂病中去,常收到健脾胃、扶元气、生津液之效,则病情自愈。

三、滋阴助阳抗衰老

强调体内外环境的阴阳平衡是《黄帝内经》养生学的基本思想。张仲景为我们留下了不少燮理阴阳、抗衰老的方剂,例如肾气丸,《金匮要略》中凡见四处,具有滋阴助阳的作用。滋阴之虚可以生气,助阳之弱可以生水,肾气振发,气化复原,则病可去,衰可复。后世补肾阴的六味地黄丸方,就是由肾气丸化裁而成。实验研究及临床实践证明,肾气丸能提高机体抗病能力,增加血液循环,改善肾功能,以及护肝、降压、降血脂、强心、利尿等。并用于治疗老年常见病,如高血压、糖尿病、前列腺肥大、肾炎、心脏病等。再如薯蓣丸,是治疗"虚劳诸不足,风气百疾"的方药。岳美中体验到"很适用于老年人,因高年气血虚损,常有周身不适,头眩、肢痛、麻木诸症"。认为此方补中有行、不偏阴、不偏阳、不偏气、不偏血、不寒不热、不攻不泻、不湿不燥、调理脾胃、气血双补、内外并治,能使"阴平阳秘,精神乃治"。

后人还推《伤寒论》中的小建中汤和复脉汤(炙甘草汤)为理阳气、顾阴液之祖。小建中汤是补气主方,对呼吸、循环和消化功能均有增强作用,现代广泛用于各种身体衰弱性疾患。复脉汤是补气复脉主方,有改善血液循环、促进代谢、纠正贫血、兴奋中枢的作用,特别是对心脏疾患有较好疗效。《临证指南医案》中说:"理阳气当推建中,顾阴液须投复脉。"诚为至理之言。

第七节　仲景饮食文化

常言说:"民以食为天",可见中国古人对饮食是多么重视。尤其是在中医药文化与中华饮食文化的发展过程中,二者常有相互交叉的情况,所以在我国有"食药同源"之说。大自然有许多物产既可是食物,又可作药物,这在仲景方剂中就有许多。除此之外,仲景还在《金匮要略》中专列饮食宜忌,以提醒人们注意哪些问题。在南阳,仲景饮食文化中有一则仲景发明饺子的故事广为流传。

在中华美食谱中,有一种营养丰富的美食,这就是人们非常喜爱的饺子。饺子原名"娇耳",是我国医圣张仲景首先发明的。饺子是我国人民喜爱的传统食品。它的制法是先用面粉做成薄而软的饺子皮,再以鲜肉、白菜、葱姜等切碎,拌以佐料为馅,包成后下锅煮至饺子浮上水面即可。其特点是皮薄馅嫩,味道鲜美,形状独特,百食不厌。

东汉末年,各地灾害严重,很多人身患疾病。张仲景在长沙为官时,常为百姓除疾医病。有一年当地瘟疫盛行,他在衙门口垒起大锅,舍药救人,深得长沙人民的爱戴。张仲景从长沙告老还乡后,走到家乡白河岸边,见很多穷苦百姓忍饥受寒,耳朵都冻烂了。他心里非常难受,决心救治他们。张仲景回到家,求医的人特别多,他忙得不可开交,但他心里总挂记着那些冻烂耳朵的穷百姓。他仿照在长沙的办法,叫弟子在南阳东关的一块空地上搭起医棚,架起大锅,在冬至那天开张,向穷人舍药治伤。但舍药并不是长法,而且药味又不易被人们长期接受。他想:能否用一种人们容易接受的方法,既防病治病,又冲击驱寒来解决这一难题。张仲景根据自己丰富的临床经验和药食知识,发明了"祛寒娇耳汤",其做法是用羊肉、葱姜和一些祛寒药材在锅里煮熬,煮好后再把这些东西捞出来切碎,用面皮包成耳朵状的"娇耳",下锅煮熟后分给乞药的患者。每人两只娇耳,一碗汤。人们吃下祛寒汤后浑身发热,血液通畅,两耳变暖了。吃了一段时间,患者的烂耳朵就好了。

张仲景舍药一直持续到大年三十。大年初一,人们庆祝新年,也庆祝烂耳康复,就仿"娇耳"的样子做过年的食物,并在初一早上吃。久而久之形成习俗,人们称这种食物为"饺耳""饺子"或"扁食",在冬至和大年初一吃,以纪念张仲景开棚舍药和治愈患者的日子。

张仲景去世已 1 800 多年,但"祛寒娇耳汤"的故事一直在民间广为流传。每逢冬至和大年初一,人们吃着饺子,心里仍记挂着张仲景的恩情。今天,我们用不着用"娇耳"来治冻烂的耳朵了,但饺子却已成了人们最常见、最爱吃的食品。

第八节　仲景文化与旅游

近年来,各地不断出现了一些新兴的旅游形式——文化旅游、生态旅游、工业旅游等。地处医圣故里的宛西制药股份有限公司,立足医圣故里的深厚中药文化底蕴,精心打造自己的企业文化,利用伏牛山美丽的景色和丰富中药材资源,建设成河南省最大的中成药浓缩丸生产基地,并形成以仲景文化、中医药工业现代化成果展示、绿色中药材基地之工业旅游区。

河南宛西制药集团以开展多年的"医圣张仲景诞辰祭拜典礼"为旅游契

机,游客在祭拜之余能顺道体验由宛西制药精心打造的集"仲景文化游""伏牛山生态游""中医知识科普游"于一体的健康之旅,感受博大精深的传统医药文化,领略现代医药企业的风采,品赏百草园里摇曳生姿的自然景观。参观者不仅可以在钟亭里撞钟祈福、在碑林与历代名医"邂逅"、在百草园名贵的花果枝蔓间拍照留影、在博士后科研工作站品阅养生保健常识,还可以进入六味地黄丸GMP观光车间,参观了解国内最大、最为先进的仲景牌浓缩六味地黄丸生产线。

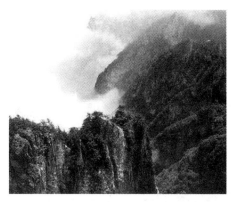

八百里伏牛山

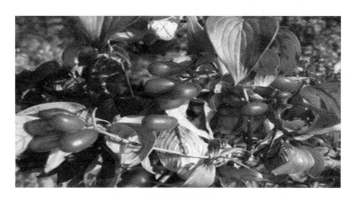

山茱萸种植基地

在南阳市内,游客在祭拜医圣,游览医圣祠后,还常到南阳医学高等专科学校去参观"仲景文化特藏馆",领略仲景文化的魅力;到中医系参观全国一流的中药标本馆,去感受药香,特别是亲眼看见八百里伏牛山这个天然药库生长的道地药材,并从"仲景方药展区"体验仲景的精神,享受医圣灵光,实在是一种身心健康之旅。

下篇　仲景养生

第一章　绪　论

第一节　养生保健的概念

养生，即是保养生命之意。早在两千多年前，中医学就已具体地论述了养生保健的问题，积累了系统的理论和丰富的经验，古时称为养生，又称为摄生、道生，与现在所说的"卫生"是同义词。

现存最早的基础医学典籍《黄帝内经》中就有较为丰富的养生学内容。其后的养生家灿若繁星，养生学著作浩若烟海。各家学说及方法精彩纷呈，共同汇合成为博大精深的中国养生保健学。

古代把人的精神和人的肉体看作一个整体，认为人是精、气、神三者的统一体。一个人生命力的旺盛，免疫功能的增强，主要靠人体的精神平衡、内分泌平衡、营养平衡、阴阳平衡、气血平衡等来保证。养生应该从胚胎——零岁开始，直至寿终正寝为止。胎儿时，日月未满，阴阳未备，脏腑骨节末"全"，禀质未定，倘若孕妇衣食住行合乎卫生，饮食有节，起居有常，均适寒温，不妄作劳，动静合宜，调养有方，保证身心健康，胎儿就能"逐物变化"，对胎儿的生长、发育、胎养、胎教就有着积极的作用。出生之后，婴幼儿的养生全靠父母调养，若调养有方，婴幼儿身心发育自能康泰。少壮时代，注重养生，常保终生健康，不服药物，可免药物之害。人到中年多事之秋，养生更应注意，这样可延长中年期，推迟衰老的到来。人到老年，保养很重要。老年人生理功能日趋老化，故应性情开朗，虚怀若谷，坚持运动，生活自理，老有所为，养成良好的生活习惯，使内外百病，皆悉不生，终生保养，享尽天年。

中医养生保健学是中华民族优秀文化的一个重要组成部分，它历史悠久，源远流长。在漫长的历史过程中，中国人民非常重视养生益寿，并在生活实践中积累了丰富的经验，创立了既有系统理论、多种流派、多种方法，又有民族特色的中医养生保健学,为中国人民的保健事业和中华民族的繁衍昌盛做出了杰出的贡献。

中医养生保健学是在中医理论的指导下,探索和研究中国传统的颐养身心,增强体质,预防疾病,延年益寿的理论和方法,并用这种理论和方法指导人们保健活动的实用科学。

自古以来,人们把养生的理论和方法叫作"养生之道"。例如《素问·上古天真论》说:"上古之人,其知道者,法于阴阳,和于术数,食饮有节,起居有常,不妄作劳,故能形与神俱,而尽终其天年,度百岁乃去。"此处的"道",就是养生之道。能否健康长寿,不仅在于能否懂得养生之道,而更为重要的是能否把养生之道贯彻应用到日常生活中去。历代养生家由于各自的实践和体会不同,他们的养生之道在静神、动形、固精、调气、食养及药饵等方面各有侧重,各有所长。从学术流派来看,又有道家养生、儒家养生、医家养生、释家养生和武术家养生之分,他们都从不同的角度阐述了养生理论和方法,丰富了养生学的内容。

在中医理论指导下,养生学吸取各学派之精华,提出了一系列养生原则。加形神共养,协调阴阳、顺应自然、饮食调养、谨慎起居、和调脏腑、通畅经络、节欲保精、益气调息、动静适宜等,使养生活动有章可循、有法可依。例如,饮食养生强调食养、食节、食忌、食禁等;药物保健则注意药养、药治、药忌、药禁等;传统的运动养生更是功种繁多,如动功有太极拳、八段锦、易筋经、五禽戏、保健功等,静功有放松功、内养功、强壮功、意气功、真气运行法等;动静结合功有空劲功、形神桩等,无论选学哪种功法,只要练功得法,持之以恒,都可收到健身防病、延年益寿之效。针灸、按摩、推拿、拔火罐等,亦都方便易行,效果显著。诸如此类的方法不仅深受中国人民喜爱,而且远传世界各地,为全人类的保健事业做出了应有的贡献。

中医养生学是从实践经验中总给出来的科学,是历代劳动人民智慧的结晶,它经历了5 000年千万次实践,由实践上升为理论,归纳出方法,又回到实践中去验证,如此循环往复不断丰富和发展,进而形成一门独立的学科。从内容上来看,中医养生学涉及现代科学中预防医学、心理医学、行为科学、医学保健、天文气象学、地理医学、社会医学等多学科领域,实际上它是多学科领域的综合,是当代生命科学中的实用学科。

第二节　养生保健的意义

养生就是珍爱生命,采取措施保养生命,以期提高生命质量,增加生命数量的行为。所以,人人都应当养生,都要从对自己、对家庭、对国家、对社会负责的高度认识养生的意义。养生不仅利于自己，更利于国家、社会。

养生能增寿。人类正是通过保护生命，其平均寿命才会不断增长。原始社会的人不会养生，茹毛饮血，巢居野处，故其人均寿命甚短。据人口学家考证，原始社会人的平均寿命仅 15 岁。进入封建社会后，人类的平均寿命才缓增至 20 余岁。在近代医学发展以前，决定人类寿命的主要因素是物质生活水平，而在 18 世纪以前，由于战乱等因素的影响，人们物质生活水平较低，故寿命延长无多，平均寿命仅达到 30 多岁。另外，18 世纪以前，威胁人类健康、影响人类寿命的主要危害是各种微生物所致的传染病，例如天花更是生命的杀手。牛痘疫苗广泛应用后，人类的平均寿命增加到 40 岁。这是人类寿命的一次大的飞跃。抗生素的发现和应用，以及免疫接种的推广，使人类寿命产生了又一次大的飞跃，其平均寿命增至 60 岁。随着医疗技术不断发展，以及公共卫生事业和营养学等方面进一步完善，至今世界上大多数地区人的平均寿命已经达到 70 岁左右。据文献，我国夏商时代，人的平均寿命只有 18 岁，西周、秦汉为 20 岁。东汉为 22 岁，唐代为 27 岁，宋代为 30 岁，清代增至 33 岁。1957 年的调查结果表明，人类平均寿命上升为 57 岁。到 20 世纪 90 年代，平均寿命增至 70 岁左右。专家预测，人类寿命还将会继续延长。这是养生的结果。

现代人类需要养生。今天的社会进入了一个和平、安定、富裕、文明的社会。社会进步，科学发达，物质丰富，人们的物质生活条件不断提高，卫生保健措施不断完善。寿命的提高也带来了新的养生问题。寿命越长，人就越需要保养，保养的投入就越多，养生的难度也越大。同时，当今的社会又出现了许多对生命不利的、与生命相对抗的因素。人们更关心金钱、名誉和地位，为名利而奔波，社会竞争越来越激烈，人们的精神压力越来越大。此外，还有许多新的不利于生命和健康的环境因素，例如：电磁波辐射、工业污染、城市雾霾等，都危害着每一个人的健康。生命面临这么多新的问题，新的难题。所以，越是到了现代社会，养生越有必要。

生物因素、环境因素、行为和生活方式、卫生服务是影响健康的四大因素。从生活方式看，现代人不良的生活方式对人类健康造成很大的危害，且日趋严重，成为致生疾病和导致死亡的首要原因。伴随着人们物质文化生活水平的提高，以及行为生活方式的改变，人类疾病谱也发生了大的改变。现在各种急性感染性疾病虽然已经得到较为有效的控制，但各种慢性感染性疾病却越来越多。现代人更多地受到由不良生活方式导致的各种慢性疾病的危害。世界各国先后出现了以心脏病、脑血管病、恶性肿瘤占据疾病谱前几位的变化趋势。与发达国家相类似，影响中国人身体健康的主要疾病已由过去的以传染病为主，而逐步转变为以非传染病为主，这一转变在城市更为突出。

据流行病学调查,由行为生活方式所引起死亡数,已超过了生物学因素引起的死亡数。现在影响人类寿命的主要原因是种种不良生活方式所造成的机体老化或磨损,即慢性非传染性疾病。不良行为生活方式是引起死亡的主要危险因素。既然不良生活行为方式可以危害生命,那么良好的生活行为方式就能保护生命。从这个意义上看,养生的意义更显重要。

每一个人都要加强自我保健意识,积极主动地学习养生保健知识。学习养生保健知识与其他知识同样重要。因为注重养生便有好的身体,旺盛的精力。这是成就一切事业的基础,不注意养生便是忽弃根本。所以,应该大力宣讲养生的意义,切实进行养生实践,深入开展养生学研究。

第二章　仲景养生保健的学术源流

第一节　仲景养生学学术背景

仲景生活在东汉时期。在秦、汉时期,养生风气很盛。《内经》《老子》《淮南子》等养生学思想对仲景肯定有影响。到魏晋、南北朝、隋唐这段历史时期,养生学得到更多的充实和发展,期间出现了一些著名的养生家,如晋朝的葛洪、南朝的陶弘景、唐朝的孙思邈等,他们在养生学方面都有卓越的成就,这些养生家的思想和方法也折射出仲景的养生思想和方法。养生以求长生,这是人类永恒的愿望和追求。在仲景之前,《道德经》《庄子》《论语》《吕氏春秋》等书中都有丰富的养生学思想。《周礼》之于饮食;老子《道德经》之于返璞归真、清静无为;庄子《南华经》之吹煦呼吸、熊经鸟伸;《吕氏春秋》之流水不腐、户枢不蠹,皆是养生思想的基础。

1.春秋战国诸子百家的养生思想　在春秋战国时期,诸子百家无不重视养生,各家对养生各有观点和方法。道家养生思想对中华养生学的影响最深,清净、自然、无为是道家学说创始人老子的核心思想。清净是指清心寡欲,心境平和,即保持平和而良好的心理状态。自然指顺应客观世界,包括自然环境和社会环境。无为即不妄作为,顺势而已,不与形势相逆。道家认为,自然界是人类生命的源泉,人要维持其生命,必须顺应自然,顺天应人,适应自然的变化。老子的道法自然、庄子的缘督以为经,都是主张遵循自然规律的意思。道家在养生学上的主张有三:一是主静。静则能保养人体生生不息的和顺之气,使人心境平和,如此便可延年益寿、增进健康。二是寡欲乃至无欲。在庄指出,欲主要是指心智作用的巧诈之欲,也包括本能性的自然欲望和各种需求。如《庄子·达生》篇告诫人们,养生必须节制饮食和性欲。不能贪图一时痛快。所谓"人之所畏者,衽席之上,饮食之间,而不知为之戒者,过也"。老庄哲学极力主张摒弃一切外界影响,把全部注意力集中于人体自身,进而返回到人类生命的原始状态。三是顺天,即顺应自然的变化和社会形势。

总的来说,老子、庄子哲学极力主张摒弃一切外界影响,把全部注意力集中于人体自身,进而返回到人类生命的原始状态。这种思想有两方面的含义:一是指达到一种无知、无欲、无求的婴儿状态,即所谓刚以致柔,能婴儿乎。二是指人类的前身即动物的状态。基于前者思想,后来有了庄子提倡的坐忘、听息、心斋;葛洪的胎息;陶弘景的六字诀等以呼吸吐纳为特点的静气功。源于后者认识,后来有了华佗模仿虎、鹿、熊、猿、鸟等动物形态动作之五禽戏,讲求阴阳相生、动静结合的太极拳等动态健身功。可以认为,导气令和,引体令柔,辅以自我按摩(如梳发、擦面、运目、弹耳、叩齿、咽津、摩腹、提肛、擦足心、干沐浴)的导引术,是道家养生文化的重要方面。

儒家养生的特点是积极的处世态度,仁、义、礼、智、信五德,皆有益于养生。儒家的养生行为融合到衣食起居等日常生活的方方面面。孔子的《论语·乡党》是养生学文献中最早的衣食保健名篇:他在衣着上讲求适应四时和合体,提倡夏穿透汗凉爽的葛布单衣,冬着保暖御寒的羔裘或狐裘。在饮食方面他提出8种饭菜不得食,其内容涉及食物的色、质、量、味、烹调、配餐、进食时间等诸方面,食不言,寝不语。在行为方面,《论语·季氏》提出君子三戒:"少年不要纵欲,壮年力戒争斗,老年防止贪得。"儒家十分重视尊老爱幼,包含重视老年保健和儿童保健的内涵。以优生为目的的胎教,也是儒家首先提出并实施的。孟子是中国养生史上最早提出把养老列入养生范畴的学者。孟子所论之养生有别于他人所论之养生。孟子的养生是侍奉父母,使其身心健康,颐养天年。而人人皆由父母所生,人人也将会成为父母,这就使养生极其贴近现实而人人可为,不再局限于少数修行者或道人的修炼术法,促进了养生学的大众化发展。儒家典籍中所记载的一些养生措施,常从老年人的日常生活考虑,有显著的养生保健意义。

孔子曾提出过智者寿这一观点,强调心理健康对养生长寿的重要意义;这与老子主张弃智、绝巧、无欲以及无为以返朴归真的养生观互为补充、各有奥妙。智,在中国传统文化里原仅指知人、知己。在《论语》中则可被理解为:懂得协调处理人际关系,能克制自己的欲望,自觉地做到生活规律、饮食节制、劳逸适度、情绪稳定,进而达到免除疾病忧患、延年益寿的目的。

此外,儒家还把养生保健的思想寓于学习中。孔子五十而学《易》,发愤忘食,乐以忘忧,不知老之将至;春秋时期管仲强调心为智舍,用进废退,所谓老不长虑,困乃速竭。另外,早期儒家主张以六艺(礼、乐、射、御、书、数)来修身养性,在当时就受到养生家的肯定。《文选》李善注引的《养生经》就总结了儒家六艺延年的经验。这种老有所为的思想至今仍有很大意义。

2.医学典籍《内经》对养生的认识 中医药学中关于养生增寿的医理、方药、导引、吐纳之著述更是丰富。《内经》有完整的养生学体系,为后世养生学的发展奠定了基础。如《内经》强调人要顺应四时阴阳,主动适应自然变化,避免外邪侵袭。《灵枢·本神》指出人要"顺四时而适寒暑,和喜怒而安居处,节阴阳而调刚柔"。《素问·四气调神大论》提出春夏养阳、秋冬养阴的原则,七损八益等方法,皆是养生之法则。

在长沙马王堆发掘的汉文帝初元十二年(公元前168年)的墓葬中,存在不少养生方面的文物,如彩绘的《导引图》《养生方》《却谷食气》《十问》等。《导引图》介绍了44幅导引姿势,包括吸运动、徒手体操和持养生器械的体操。《养生方》介绍了养生的方药,而《却谷食气》《十问》论述了养生理论和一些具体方法。

仲景生活的东汉时期虽然兵荒马乱,但却是一个极重养生的年代。因为其时传染病肆虐,故人们很重视养生。东汉哲学家王充就是一位养生家。他在其代表作《论衡》中,论述生死寿夭、延年之道方面内容的近20篇。其中明确指出了先天禀赋强者,其寿命长,先天禀赋弱者,其寿命短。其曰:"夫禀气渥则体强,体强则其命长;气薄则其体弱,体弱则命短……"(《论衡·气寿》)

仲景在他的著作中也处处体现出一种防患于未然的积极思想。例如:《金匮要略·脏腑经络先后病脉证第一》,开宗明义地提出上工治未病的问题,强调防患于未然的重要性。继之又用水能载舟亦能覆舟的形象比喻,来阐明人与自然相互协调、相互适应是养生防病的关键。张仲景特别强调了四肢稍觉重滞,即导引、吐纳、针灸、膏摩,勿令九窍闭塞、服食节其冷热、苦酸辛甘等养生调摄的要旨。要求人们内养正气、外慎邪气。并于患病之初即采取各种措施,以利于健身祛病。

《金匮要略》在卷二十五、二十六中又指出:饮食本来对人体养身长全是有益的,但若食之有妨,反能为害。此外,书中还列举禽兽鱼虫禁忌101条,果实菜谷禁忌89条,还告诫人们爽口物多食终会作疾等。以上论述都是珍贵的养生延龄要旨。

华佗是东汉时代的有名医家,也是杰出的养生家。据史书记载,他晓养性之术,年且百岁而犹有壮容,时人以为仙。这里说的养性就是养生。华佗有一段关于养生的著名论说:"人体欲得劳动,但不当使极耳。动摇则谷气得消,血脉流通,病不得生。譬如户枢不蠹是也。"根据这样的养生学思想,他创立了五禽戏,模仿虎、鹿、熊、猿、鸟5种动物动作姿态,既能动摇使谷气得消,血脉流通,又不会运动太过,伤损身体。据史书记载,华佗的弟子吴普练五禽戏,至九十余,耳目聪明,齿牙完坚。华佗的养生学思想和五禽戏方法开医学与体育结合养生的先河。

晋朝葛洪(公元284—365年),字稚川,自号抱朴子,丹阳句容人。其一生主要是在炼丹及从事医药的实践中度过的,著《抱朴子》,是我国历史上著名的养生学家。其养生论以虚清不伤为本,辅以吐纳、导引、运动、丹药。他说:"养生以不伤为本,凡超越身体之可能,困思、强举、悲哀憔悴、喜乐过差、汲汲所欲、久谈言笑、寝息失守、挽弓引弩、沉醉呕吐,饮食而卧,跳走喘乏,欢呼歌泣,阴阳不交,皆伤也,积伤至尽,则早亡。"葛氏非常重视节嗜欲、保性命的养生法则,他说:"且夫善养生者,先除六害,然后可以延驻于百年。一曰薄名利,二曰禁声色,三曰廉货财,四曰损滋味,五曰除佞妄,六曰去沮嫉。六者不除,修养之道徒设耳。"至于养生功法,他认为以轻便易行,有益身心为原则,不必拘于时辰、名物、身姿,或屈伸,或俯仰,或行卧,或倚立,或踯躅,或徐步,或吟,或息……但觉身体有不理则行之。此外,葛氏还继承秦汉诸家的养生学思想,强调精气对养生防衰的重要作用,提出身劳则神散,气竭则命终……气疲欲胜,则精灵离身矣。从上可知,葛洪虽以炼丹称著于世,然其养生思想非止一端,为传统养生学的发展做出了贡献。

南朝的陶弘景,生于公元465年,卒于公元536年,终年81岁,丹阳秣陵人。他是一位杰出的自然科学家,众采百家,兼通佛道,尤精于医学。陶氏夙好养生,10岁得葛洪神仙传,昼夜研寻,便有养生之志(《梁书处士传》),后来成为历史上著名的养生学家。他辑录了上自农皇以来,下及魏晋之际,但益于养生者,撰写了一部《养性延命录》,为现存最早的一部养生学专著,在养生理论和方法上,都比前代有所发展。

由以上可以看出,张仲景生活的年代虽然兵荒马乱,民不聊生,但是这个时代也有很多著名的养生家,他们的养生学观点和主张在社会上有很大影响。这是仲景养生思想及方法的时代背景。

第二节　张仲景养生保健学研究现状

张仲景不仅是一位杰出的医家,同时也是一位杰出的养生家。关于这一点,我们从张仲景的《伤寒论》和《金匮要略》即可看出。张仲景是一位医生,他擅长各种疾病的治疗。他同时也是一位养生家,十分重视养生,并且应当也是身体力行的。他批评那些不重视养生的人说:"怪当今居世之士,曾不留神医药,精究方术,上以疗君亲之疾,下以救贫贱之厄,中以保身长全,以养其生。但竞逐荣势,企踵权豪,孜孜汲汲,唯名利是务。崇饰其末,忽弃其本,华其外而悴其内。皮之不存,毛将安附焉?……举世昏迷,莫能觉悟,不惜其命,若是轻生。彼何荣势之云哉? 而进不能爱人知人,退不能爱身知己,遇灾值祸,身居厄地,蒙蒙昧昧,蠢若游魂。哀乎! 趋世之士,驰竞浮华,不固根本,忘躯徇物,危若冰谷,至于是也。"这段序文明确提到养生一词,充分强调了养生的重要。他强调养生,抨击轻生。轻生就是不珍惜生命,肆意损害生命。在《金贵要略》中,仲景提出了养慎的观点。所谓养慎,即内养正气,外慎风邪。这正是养生的最基本原则。张仲景还特别强调了饮食对养生的意义:"凡饮食滋味,以养于身。食之有妨,反能为害……若得宜则益体,害则成疾,以此致危。"唐代孙思邈《千金要方·食治》中,有一段仲景的语录:"仲景曰,人体平和,唯须好将养。"好"将养"正是指善于养生。笔者大胆地猜想,仲景医学技术高超,以救世为己任,每日应诊,无有暇时。如果他有足够充裕的时间,他一定会撰写一部养生学专著。

张仲景有一位弟子,名卫汛。卫汛对于养生有很深的理解。弟子对养生学感兴趣,且有卓越的见解,这从一个侧面反映出仲景也是一位养生家。《太平御览·方术部》之三云:"《张仲景方》序曰,卫汛好医术,少师仲景,有才识。撰《四逆三部厥经》及《妇人胎藏经》《小儿颅囟方》三卷,皆行于世。"唐代孙思邈《千金要方·食治》载卫汛论食治的一段文字,十分精彩。其曰:"河东卫汛记曰,扁鹊云,人之所依者,形也。乱于和气者,病也。理于烦毒者,药也。济命扶危者,医也。安身之本,必资于食。救疾之速,必凭于药。不知食宜者,不足以存生也。不名药忌者,不能以除病也。斯之二事,有灵之所要也。若忽而不学,诚可悲夫! 是故食能排邪而安脏腑,悦神爽志以资血气。若能用食平疴,释情遣疾者,可谓良工,长年饵老之奇法,极养生之术也。夫为医者,当须先晓病源,知其所犯,以食治之,食疗不愈,然后命药。药性刚烈,犹若用兵。兵之猛暴,岂容妄发? 发用乖宜,损伤处众。药之损疾,殃滥亦然。高平王熙称食不欲杂,杂则或有所犯,有所犯者,或有所伤。或当时虽无灾苦,积久为人作患。又食啖鲑肴,务令简少。鱼肉果实,取益人者而食之。凡常饮食,每令节俭。若贪味多餐,临盘大饱,食讫,觉腹中彭亨短气,或至暴疾,仍为霍乱。又夏至以后,迄至秋分,必须慎肥腻饼月霍酥油之类。此物与酒浆瓜果,理极相仿。夫在身所以多疾者,皆由春夏取冷太过,饮食不节故也。又鱼烩诸腥冷之物,多损于人,断之益善。乳酪酥等常食之,令人有筋力胆干,肌体润泽。卒多食之,亦令胪胀泄利,渐渐自已。"北京中医药大学钱超尘教授评论说:此 338 字,几乎述尽善生之道,遵而行之,必享大年。张仲景的弟子论养生如此精辟,由此推断其老师当也是精于养生者。

在仲景论著中,直接陈述养生学理论和养生方法的文字较少。《伤寒论》毕竟是一部临床论著,它的重点在于论述伤寒以及与之相关的杂病的辨证论治。但在仲景论著中也有许多养生学理论和养生方法方面的内容,在仲景论著中不仅存在着丰富的养生学思想,而且也记述了大量的养生方法。从情志调理到饮食宜忌,从注意劳逸结合到注意避免邪气,中医的各种养生原则在仲景著作里几乎无一遗漏。此外,根据文献记载,在《伤寒论》以外,张仲景还有其他著述,惜乎多已失传。不然我们对其养生思想和方法就能够了解得较为全面一些。在《伤寒论》以外的晋、唐医学著作中,偶尔记载着张仲景的医学语录,这些语录依然为本文研究的重要依据。

经过考证,一般认为,张仲景生于公元160年,卒于公元220年,享年60岁。这个年龄在东汉时期应当算是高寿的,此亦当得于养生之力。

从仲景著作问世至今,人们对张仲景医学表现出浓厚的兴趣。不过,相对于对仲景辨证论治原则和方法的研究来讲,人们对其养生思想及养生方法的研究便很少。这就决定了对仲景养生思想和养生方法进行全面和深入研究的必要,这是一个不仅具有较强学术意义,也具有很大应用价值的课题。此外,仲景医学是后世医学的一大渊源,他的思想和方法对后世有很大影响。研究张仲景养生思想及方法,对于研究中医养生学具有高屋建瓴,从源到流的效果。

从现代研究文献来看,人们对仲景养生思想及其方法的研究较少,研究的广度、深度不够。专门论仲景养生思想和方法的著述不多。其他养生学论著,在讨论中国古代养生学时,对仲景养生思想、原则和方法的主要内容只是简略述之,原则性地提及。张仲景养生思想和方法本来有丰富的内容,但是由于没有得到充分的研究和整理,至今未能形成较为完整的、细致的体系。综合起来看,在张仲景养生思想和养生方法研究方面,存在如下几个主要方面的问题。

1. 对仲景养生思想及其方法缺乏整理 仲景养生思想和养生方法至今没有得到全面的、系统的整理,散在于《脉经》《针灸甲乙经》《千金要方》《外台秘要》等书中的仲景养生思想和养生方法方面的内容没有得到完整的收采和整理。

2. 对仲景养生思想及其方法的道理没有进行深入的探讨 仲景养生原则是否正确,其方法于养生有益,其道理何在? 用传统的眼光看有何道理,从现代科学的角度看又有何道理,人们在这方面的研究很不够。

3. 对仲景养生思想和方法缺乏中肯的评析 从古到今,长期以来,人们对仲景学术肯定的多,否定的少;褒扬多而批评少。缺乏客观的态度、辩证法的原则。张仲景养生思想及其方法之大部分是值得肯定的,由于是原则性的内容,一般应该继承,并予以发扬光大。但是,张仲景养生方法中也存在着某些缺点甚至错误,对此就应该指出,并予以批评和纠正。

4. 对仲景养生思想和方法缺乏足够的补充和发挥 仲景养生学并不是十分完备的,不少内容只是一些空泛的原则,缺乏具体的内容,但过去的研究者很少进行拾遗补阙方面的工作,也很少做发挥性工作,其实这方面的工作非常重要。

以上所论乃仲景养生思想及方法研究方面的研究现状,正因为如此,故较好地研究张仲景养生思想和养生方法,继承整理,发挥创新,便很有必要。

第三章　仲景养生保健基础理论

张仲景既是一位杰出的医家,也是一位优秀的养生家。晋代皇甫谧《甲乙经序》中有一段关于仲景的故事,"仲景见侍中王仲宣,时年二十余。谓曰,君有病,四十当眉落,眉落半年而死。令服五石汤可免。仲宣嫌其言忤,受汤勿服。居三日,见仲宣,谓曰,服汤否? 曰:已服。仲景曰:色候固非服汤之诊,君何轻命也! 仲宣犹不言。后二十年果眉落,后一百八十七日而死,终如其言。"这则故事是仲景主张养生的一个实例,他提倡爱惜性命,唯好将养,反对轻生轻命,忘躯循物,主张有病早治,防微杜渐。

张仲景的养生学思想是在《黄帝内经》的基础上的继承发展。在仲景所处的时代里,医学流派众多。其中不乏炼丹、服饵、房事养生(当时称为房中家)、修仙(当时称为神仙家)之术。这些方法曾一度盛行,但是,由于这些养生之术过于强调其益处,忽视了适度这一重要原则,最终影响了养生之术的发展。仲景对前人留下的养生之道不是盲目地继承,而是采取了一种扬弃的态度,批判地继承。他的养生思想主要有两个方面:一个方面要保养正气,包括调护正气;另一个方面要祛除邪气,包括避免邪气。

第一节　张仲景的健康观

在《伤寒论》和《金匮要略》中,张仲景论述对健康有明确的论述,仲景的健康观包括以下内容。

一、精气充足

精气泛指人体一切的正常精微物质,包括气、血、津液、精。精气是荣养机体的精微物质,是抵御外邪的力量,是维持气血通畅的条件,因为只有精气充足,才能顺畅流布。精气充足则人之精神旺盛,体魄健强,能抵御一切有害因素对身体的损害。故仲景告诫人们:要始终注意保养身体,不遗形体有衰,病则无由入侵腠理。形体有衰并不是指身体羸瘦枯槁等外在形态改变,而是指机体气血精气不足,也就是精气衰少。精气衰少,脏腑失养,抵抗力便减弱,便容易发生疾病。正是基于这样的思想,故仲景又说血弱气尽,腠理开,邪气因入,与正气相搏,发为疾病。善养生者,要时时刻刻保护自己的精气不受损伤,保证精气充足。

二、元真通畅

仲景指出:若五脏元真通畅,人即安和。腠者是三焦通会元真之处,为气血所注。理者是皮肤脏腑之纹理。五脏元真也就是人体的气血津液精气物质。人体精气必须流动通畅,此是健康的状态,也是健康的必需条件。只有精气流通,脏腑才能各得所养,机体的新陈代谢才能正常进行,而人体与自然界天地阴阳之气才能顺利交通。《伤寒论·平脉法第一》中云:"荣卫血气,在人体躬,呼吸出入,上下于中,因息游布,津液流通。随时动作,效象形容……脉有三部,尺寸及关,荣卫流行,不失衡铨。肾沉、心洪、肺浮、肝弦。此自经常,不失铢分。出入升降,漏刻周旋。水下百刻,一周循环。"这段韵文有以下几个方面的意思:其一,人体营(荣)卫气血、津液在不断地流动、游布;其二,营卫气血、津液的流动有赖呼吸运动的促进;其三,营卫气血津液流动的基本形式是升降出入,上下表里循环,且具备一定的流行速度。如此便是正常的健康的状态,否则便是非正常的或病变的状态。仲景所讲勿令九窍闭塞是指养生要维持和促进气血、津液的流动。古之养生家练习五禽戏、八段锦、太极拳,主要能活动筋骨,动摇关节,促进精气流通。东汉名医华佗说:"人体欲得劳动,但不当使极耳。动摇则谷气得消,血脉流通,病不得生。譬犹户枢,终不朽是也。"

三、清虚无邪

从某种意义上讲,机体健康也是一种无邪状态。邪与正气不两立,伤害人体,损害健康,销蚀生命。仲景指出:"客气邪风,中人多死。千般疢难,不越三条。"邪气伤人,或阻碍血脉,导致壅塞不通,引起一系列的继发危害;或导致阴阳气血和脏腑功能失调,或损伤脏腑。他在《金匮要略·五脏风寒积聚病脉证并治第十一》论述了风寒中伤五脏的各种病变。邪气伤人或消耗人体精气,如火热入胃,胃中水竭。总之,邪气是健康的大敌,是养生的大敌。善养生者,要善于避免邪气伤害,既不使外邪进入身体,又不使内邪滋生。

四、气血阴阳和谐、脏腑功能协调

机体是一个有机整体。健康是一种气血阴阳和谐、脏腑功能协调的状态。在正常情况下,气血阴阳和谐,无太过不及;脏腑协调配合,无乘侮贼害。否则便是疾病,亦致生疾病。如营行脉中,卫行脉外,两两不和,便成病患。又如厥阳独行,有阳无阴,也是疾病。脏腑间也是协调配合的。如果不能协调配合,就可能产生疾病。《伤寒论》里有肝乘肺、肝乘脾之论,便是脏腑功能协调配合的负面反应。脏腑间的协调配合、平衡制约关系在《金匮要略·脏腑经络先后病脉证第一》中有比较充分的反映："……脾能伤肾,肾气微弱,则水不行;水不行,则心火气盛;心火气盛,则伤肺。肺被伤,则金气不行;金气不行,则肝气盛。"由此可以清楚地看到,脏腑之间协调配合对健康的重要性。

以上是仲景健康观的主要内容,仲景养生思想和养生方法是建立在以上健康观的基础之上的。

第二节　养生的目的、基本方针与前提条件

一、养生的目的

仲景生活在东汉时期,他重视养生,劝导和告诫人们要注意养生。百年之寿命乃至贵之重器。为何要养生?"事君亲、爱人知人、保身长全而已。"事君亲即奉养、服侍长辈、上级乃至君王。这是儒家的思想。

爱人知人,既有爱人之心,亦能爱护他人。保身长全就是保养健康、尽享天年的意思。仲景的养生目的很单纯,包括对自身的爱和对他人的爱。可见仲景思想亦儒亦道,但道家观念似占主导地位。

二、张仲景养生的基本方针

养生的主要内容为提高生命活力,提高生命质量,延缓衰老,延长生命。在仲景著作中,凡两次提到"养生",其同义词有"养慎"(《金匮要略·脏腑经络先后病脉证第一》)、"保身长全""爱身知己"(《伤寒论·自序》)。仲景的养生方针已用"养慎"表达出来。所谓养慎,其意思就是内养正气,外慎风邪。风为百病之长,风邪泛指各种于生命有害的因素。养慎具有极高的概括性,养生所要做的一切,悉在此二字之中。"人身如天地,和煦则春,惨郁则秋。春气融融,故能生物;秋气肃肃,故能杀物。明乎生杀之机者,可与论养生。"(清代程杏轩《医述养生》)故"养慎"二字,"养"字言养护人体和煦的生生之机,"慎"字言避开各种于生命有害的惨郁的肃杀之因。

三、养生的前提条件

仲景在《伤寒论·自序》中讲:"怪当今居世之士,曾不留神医药(学),精究方术,上以疗君亲之疾,下以救贫贱之厄,中以保身长全,以养其身。"提出了养生的一个前提条件——学习基础医学知识,学医学可以养生,反过来讲,欲养生就应该学习医学。有了医学基础便能够灵活而准确地理解和把

握各种养生原则,可以理解各种养生方法的道理,可以较好地了解自身健康情况,当出现健康问题,需要采取养生措施的时候能够及时采取养生措施,可以选择适合自身特点的养生方法,倡导全社会的每一个人都应该学习一些医学常识,以此作为养生实践的基础。

第四章　仲景养生保健内容

第一节　饮食养生

张仲景亦十分重视饮食养生。他指出,饮食的一个重要原则是服食节其冷热苦酸辛甘。《金匮要略·脏腑经络先后病脉证第一》一个节字,就将饮食应该注意质和量两个方面的合理性表达明白。节就是无太过不及。过食任何一种性味的食物都有可能导致脏腑功能的偏盛偏衰,脏腑功能失调,疾病从而生焉。仲景又曰:"凡饮食滋味,以养于生,食之有妨,反能为害。自非服药炼液,焉能不饮食乎? 切见时人,不闲调摄,疾疢竞起,若不因食而生? 苟全其生,须知切忌者矣。所食之味,有与病相宜,有与身为害,若得宜则益体,害则成疾,以此致危,例皆难疗。"(《金匮要略·禽兽虫鱼禁忌并治第二十四》)这段话是讲:人们的食物及饮食方法,适宜则对身体有益,否则便对身体有害。珍惜生命者,应该善于通过饮食养生,对身体进行调摄。否则就可能引起疾病,影响生命的质量和数量。仲景还说:"人体平和,唯须好将养,勿妄服药,药势偏有所助,令人脏气不平,易受外患。夫含气之类,未有不资食以存生,而不知食之有成败。百姓日用而不知,水火至近而难识。"(《千金要方·食治》)按照孙思邈的说法,他之所以作《食治》一卷,正是因为受到了仲景此段语言的影响。

有人以历代有关文献为依据,统计了古人常用近百种食物的养生作用,涉及聪耳、明目、乌发、生发、增力、益智、安神、健肤、美容、轻身、固齿、肥人、强筋、壮阳、滋阴、种子(助孕)20 余种。饮食还可用来治疗或辅助治疗疾病,故又称食及益寿等食疗或食治,其作用与药物疗法基本一致,也体现在祛邪和扶正两方面,但比药物作用和缓,因此更适合于老年人。

张仲景饮食养生方法的主要内容见于《金匮要略·禽兽虫鱼禁忌并治第二十四》及《金匮要略·果实菜谷禁忌并治第二十五》两篇。

仲景很重视饮食卫生,《伤寒论》和《金匮要略》方后注常有饮食宜忌。并在《伤寒论》全书之末列食物宜忌,分别论述动物类食品和植物类食品。

一般认为仲景著作的主要渊源为商代伊尹的《汤液经》。晋皇甫谧《针灸甲乙经》序说:"伊尹以亚圣之才,采用神农本草以为《汤液》……仲景论广伊尹《汤液》,为数十卷。"相传伊尹为商汤的宰相。按照《史记·殷本记》,

伊尹名阿衡,是有莘氏之媵臣,负鼎俎,以滋味说汤,致于王道。伊尹是个厨师,善烹调,他根据烹调经验创造了汤剂。由此看来,仲景饮食养生方法更有其深远的渊源。

在张仲景养生学中,饮食养生是最为重要的内容。这是张仲景养生的一个最为突出的特点。而饮食养生中最为重要的内容便是饮食宜忌。《内经》言天食人以五气,地食人以五味。五味泛指各种饮食物质。明确指出人依赖天之五气和地之五味而生长。从现代科学的角度看,饮食养生的主要内容属于营养学的范畴,然较之营养学的内容更为丰富。因为中国古代饮食养生的内容,除了基本的营养物外,还讲特殊的促进身体健康、增强生命活力、延长生命时间的饮食物,以及饮食方法。饮食营养这一因素对于健康长寿的影响,其重要性仅在遗传因素之下,因为饮食营养是健康长寿的物质基础。

在中国传统养生文献里,有关食养或食疗的专著甚多。《汉书·艺文志》录有《神农黄帝食禁》七卷、《魏书》著录《崔浩食经》九卷,此外还有隋唐时期的《淮南王食经》及《食医心鉴》等约60余种,惜多散佚。另据《中国医藉考》:《汉志》记载有《神农黄帝食禁》7卷、《七录》记载《黄帝杂饮食忌》2卷、《宋志》记载《神农食忌》1卷、《隋志》记载《老子禁食经》1卷等。这些资料充分说明,在中国古代养生文化中,饮食养生具有悠久的历史,而其中的主要内容便是讲食物禁忌。既重视饮食之于人体的营养强壮作用,更重视不恰当的饮食对身体的害处,此是中国古代饮食养生的一大特色。如孔子对于饮食卫生提出了宜忌要求。他讲"食不厌精,脍不厌细,食饐而餲,鱼馁而肉败不食。色恶不食,臭恶不食,失饪不食,不时不食"(《论语·乡党》)。明确提出了食物要精细,烹调要合理,进餐要定时,变色、变味、腐败变质的食品不可食用的观点。

扁鹊说:"不知食宜者,不足以存生也。"(《千金要方·食治》)在中医古代饮食养生方法中,饮食既是营养物质,同时也是具有调理功能其至某种程度治疗作用的物质。孙思邈说:"食能祛邪而安脏腑,悦神爽志以资血气。"这一句话是对食物调理作用的高度概括。孙思邈还指出了药疗与食疗的不同之处:"药性刚烈,犹若御兵,若能用食平疴,适性遣疾者,可谓良工。"并引用扁鹊的话:"为医者,当须先洞晓病源,知其所犯,以食治之,食疗不愈,然后命药。"

民以食为天。人类文明发展到今天,吃的学问已是一门独立的学科。而绝大多数人还没有学会科学地吃,以至于因为不会吃而严重损害了健康。

随着人类科学文明的发展,饮食营养科学的重要性已越来越被人们认识,许多国家已经对民众实行饮食营养指导,采取立法、制定政策、培养饮食营养人才、加深营养科学研究等一系列措施发展营养事业。饮食科学化是一项强国强民的重要工作,我国的实践证明,以科学的营养知识指导人们的饮食生活,已经成为社会文明发展的必然趋势。

我国的食疗,源远流长,距今至少已有 3 000 年的历史。它是我国劳动人民在长期的实践过程中逐步积累形成的。食疗在我们的日常保健与疾病治疗中都发挥着重要的作用,它既可补益身体,又免药石之苦,还可以避免因轻易用药、大剂量用药所带来的毒副作用。

张仲景在《伤寒论》中采用了不少食物,书中提到的用于治疗心腹血虚寒痛的当归生姜羊肉汤就是一首典型的食疗处方;而唐代药王孙思邈则在《千金要方》中列食疗专篇,首用猪肝治疗夜盲,建立了以脏补脏的原则。他还引用扁鹊语"为医者,当须先洞晓病源,知其所犯,以食治之,食疗不愈,然后命药"借以说明食疗的重要性。

当前,随着生活水平的改善,人们对生活质量的要求也逐步提高。然而,全社会范围内的饮食状况并不太乐观,饮食上倾向于高热量与高脂肪,膳食纤维摄入不足。饮食结构的不平衡,导致了一系列现代文明病的产生。

中国的传统膳食非常利于保持机体的健康。早在 2 000 多年前,《黄帝内经》中就指出:"五谷为养,五果为助,五畜为益,五菜为充,气味合而服之,以补益精气。"其中,以谷类为主食,肉类为副食,用蔬菜来充实,以水果来辅助。人们根据需要,合理调配饮食,使之五味和谐,则有助于机体消化吸收,滋养脏腑、筋骨、气血,因而有利于健康长寿。将传统的食疗,与现代的营养学结合起来,运用于现代生活,将会发挥出它更大的效益。

第一,要饮食勿偏。现代人的"三高一低"的饮食结构(高热量、高脂肪、高蛋白质和低纤维素)已严重影响着人类的期望寿命和生存质量。运用中医食疗,要从根本上纠正这种不平衡的膳食结构。适当减低热量的摄入,提倡在一定程度上以植物蛋白代替动物蛋白,多食豆类及豆制品。主食以米麦为主,多食杂粮、粗粮,它们往往含有丰富的维生素、多种氨基酸等营养物质。有些食品如玉米,还能起到利尿排石、降脂、降压、降血糖的特殊功效。还应多食蔬菜、水果这些富含维生素的粗纤维食物。膳食纤维可以促进胃肠蠕动,预防便秘,降低血液中的血糖和胆固醇,减少冠心病和中风的发作概率。对于某些嗜食辛辣或寒凉的人来说,也应注意,长此下去,容易损伤后天之本脾胃,还是少吃为佳。

第二,要饮食有节,在进食的量和时间上都要有一个合理的把握。进食饥饱适中,则消化、吸收功能正常。大吃大喝,食物停滞于肠胃,不能及时消化,加重胃肠的负担,就影响营养的吸收和输布,损伤了脾胃的功能。孙思邈在《千金要方》中指出的"不欲极饥而食,食不可过饱;不欲极渴而饮,饮不可过多"来规划日常的饮食。除了餐桌上的鸡鸭鱼肉,适当添加能帮助消化的水果和蔬菜,同时控制食量。饮食有节的另一方面,就是指进食要有较为固定的时间。只有这样,才能保证消化、吸收活动有节奏地进行,脾胃协调配合,有张有弛。胃不和则卧不安,晚饭提倡进食少,过饱的饮食,会引起消化不良,影响睡眠。

第三,食宜清淡。《内经》中说:"味过于咸,大骨气劳,短肌,心气抑。"饮食过咸,摄入盐量过多,可发生高血压,影响心肾功能。

生活中还得注意一些看不见的盐:控制咸菜、腌菜、咸鸭蛋等腌渍食品;控制酱油、辣椒酱、番茄酱、味精等调味品;控制香肠、午餐肉、烧鸡等;控制既含有盐又含有亚硝酸盐的熟食品等。

对于长期从事脑力劳动的人群,在饮食上有针对性地选用健脑食品,是相当有必要的。当大幅度地用脑,造成髓海不充时,就需要用水谷精微来充养脑髓。我们的中医食疗学,经常使用的是以脏补脏的方法。当感到头部空痛,精神疲惫,记忆力减退时,可用猪、牛、羊、鱼等动物的脑髓来补充,多具有一定的疗效。此外,我们生活中常见的一些食物,也有益智健脑的功用。如粳米、荞麦、核桃、荔枝、大枣、百合、山药、黑芝麻、黑木耳、菠萝、松子、花生、大豆及豆制品等,它们大都能益精养血,补肾健脾。脾肾健旺,气血充足,髓海便得到了充养。现代的营养学也证实了上述食物确能提供大脑所需的蛋白质、糖类、氨基酸和多种维生素。经常服用这些食品,能有效地改善疲劳,帮助睡眠,增强记忆。

中医饮食养生强调因时、因地、因人而异地正确选用饮食,提倡五味合和,主张节制饮食。如《素问·生气通天论》提出:"人应该饮食有节,谨和五味。"具体来说,就是以五谷为养,五果为助,五畜为益,五菜为充,使气味相和,达到补养调节人体的效果。

张仲景的饮食养生法有以下几个基本原则和内容。

其一,摄取对生命有益的饮食物。如仲景说:"凡饮食滋味,以养于生。"意思是说,饮食是养生之物。

其二,避免进食对身体有害的食物。这类食物包括一些本来并不是食物,但被错误地当成了食物的物质。仲景明确说这样的物质不可食之,如果误食,可能害人、杀人。

其三,注意食物的合理搭配。在《金匮要略》第二十四、十二五两篇论述中,仲景列举了一些于身体有害的食物搭配。如羊肉不可共生鱼、酪食之,害人。马肉、豚肉共食,饱醉卧,大忌。

其四,注意进食时间。按照仲景的观点,食物之宜忌受到进食时间的影响。有些食物在特定的时间内服用于身体有益。若不在适宜的时间内进食,则对身体有害。如仲景在《金匮要略》中讲:"春不食肝,夏不食心,秋不食肺,冬不食肾,四季不食脾。"又如"凡蟹未遇霜,多毒,不可食"。

其五,注意食量。不可太过,亦不可不及。过犹不及。即使对生命有益的饮食,多食亦为害。如仲景在《金匮要略》讲:"桃子多食,人热,仍不得入水浴,令人病淋沥寒热病……梅多食坏人齿。李不可多食,令人胪胀。"

其六,食物与身体状态相宜,如因身体之虚实而用补泻饮食,补不足,损有余。

其七,若不慎摄入了有毒食物,要迅速采取有效的解毒措施消除其毒性,以免伤害人体,或减轻毒性物质对身体的伤害。

《金匮要略》云:"凡饮食滋味,以养于生。"饮食是生命的物质基础,能够给身体补充营养,通过脏腑的气化作用,化生为气血精津等精微物质,使身体强壮,能有效地抵御外邪。食物可以分为普通营养性食物和特殊功效性食物。普通营养性食物主要是谷、肉、果菜。用现代营养学的语言讲,它们是糖类、脂肪、蛋白质和水等。而特殊功效性食物是那些具有振奋、调节、平衡脏腑功能等作用的食物。

中国传统营养学是食养杂食观,现代营养学是营养平衡观,其实,在本质上是一致的。在世界饮食科学史上,最早提出平衡饮食观的是中国。《黄帝内经》明确指出:"五谷为养,五果为助,五畜为益,五菜为充,气味和而服之,以补精益气。"膳食营养平衡是健康长寿的关键。仲景的养生方法就充分体现了这种思想。他对谷类、蔬菜类、瓜果类、畜类、禽类、水产类六大类食物的运用和现代医学的膳食平衡理论是殊途同归的,和《黄帝内经》理论也是一脉相承的。具体地讲:

五谷为养,是指黍、秫、菽、麦、稻等谷物、豆类作为养育人体的主食。

五果为助,是指枣、李、杏、栗、桃等水果和干果。在这里泛指水果和瓜果食品。是平衡饮食中不可缺少的辅助食品。

五畜为益,是指牛、犬、羊、猪、鸡等禽畜肉食,在这里泛指肉食类及海产品。这些三高食品是人体生长、修复组织及增强抗病能力的重要营养物质。

五菜为充,是指葵、韭、薤、藿、葱等,这里泛指植物蔬菜类,蔬菜类食物富含多种微量元素、维生素、纤维素等,也是一种不可缺少的辅助食品。具有增强食欲、帮助消化和补充营养的作用,又有防便秘、降血脂、降血糖和防肠癌的作用。

仲景说:"所食之味,若得宜则益体。"这是对食物能养身益体最好的论述。张仲景关于饮食养生的观点与大多数古代养生家的观点相一致。其基本精神为:五味各补五脏,五味杂食是益体饮食的重要原则之一。古代养生家讲究食物五味与五脏对应,仲景亦不例外。饮食之酸者入肝而补肝,苦者入心补心,甘者入脾补脾,辛者入肺补肺,咸者入肾补肾。《金匮要略·脏腑经络先后病脉证第一》中"夫肝之病,补用酸,助用焦苦,益用甘味之药调之。酸入肝,焦苦人心,甘入脾"说的就是这个意思。

仲景创立了辨证论治原则,对于饮食养生,他也坚持因人制宜的原则。不同的身体情况,其得宜的饮食不同。虚者补益为得宜,实者泻之为得宜,寒者温之为得宜,热者清之为得宜,多膏粱厚味者,粗淡为得宜;藜辛苦之人,适量增加禽畜肉为得宜。就补虚泻实而言,也要有针对性,有针对性乃为得宜。脾虚补脾,肝虚补肝,故《金匮要略·脏腑经络先后病脉证第一》说:"补肝之法,肝虚则用此法,实则不在用之……补不足,损有余,是其义也。余脏准此。"此一条论脏腑的五味补泻,并不仅仅就药物补泻而言,而是药物与饮食合论。

饮食要因人制宜,若得宜则益体。与具体的身体状况相宜的饮食便对身体有益。得宜的饮食人人不同,不可整齐划一,不可用一种模式定天下人饮食。中医临床治病讲辨证论治,在饮食养生方面也讲辨证用膳。在中医饮食养生中,没有一个与所有人相宜的、固定不变的食物模式。饮食的选择要根据不同的个体因人制宜,要注意个体在年龄、体质、个性、习惯等方面的差异。如老年人脾胃虚弱,运化较差,故忌饮食的五味、寒热不和。元代医学家朱震亨在其《格致余论·养老论》中说:"夫老人内虚脾弱,阴亏性急……所以物性之热者,炭火制作者,气之香辣者,味之甘腻者,均属不食之列。"当然,丹溪的不可食应理解为不可多食。其意思是,凡有碍胃肠,不利消化,生痰助火之物皆应慎用。此外,老年人还忌黏硬难消、荤腥油腻、香燥炙煿、咸浊生冷的食物。如《寿亲养老新书》主张:"硬生老人之食,大抵宜冷温热熟软,忌黏硬生冷。"

第二节 调神、顺天养生

一、调神养生

精神情志是人体生理活动的表现之一,它是在脏腑气血的基础上产生的。正常的精神情志活动对人体健康有正面的意义和帮助,所以古人非常重视精神活动的调摄,这就是调神。张仲景在《伤寒论》序中强烈批评当时的一些人"竞逐荣势,企踵权豪,孜孜汲汲,唯名利是务"。这反映出仲景重视调神养生的思想。仲景对唯名利是务是极不赞同的,主张世人不唯名利是图,无私、寡欲才能到达清静的境界,而保持思想清静,便能达到调养精神、祛病延年的目的。

从现代医学的角度看,人的各种情绪活动与机体的生理反应有极密切的关联。人在激动或紧张的时候,肾上腺素分泌增加,出现呼吸加速、脉搏加快、血管收缩、血压增高、血糖增高的状况。突然惊恐时会使血管收缩,面色变白,出冷汗,甚至呼吸暂停,或导致心脏病发作。忧虑、抑郁的人容易发展成高血压。长期忧郁的人因为抑制了肠胃蠕动和消化液的分泌,引起食欲减退,消化不良,或引发肠、胃病。长期悲伤、怨恨和处于敌对关系的人,比别人容易患癌症。特别是那些精神受过重创,或精神压力大,长期紧张,情绪过度抑郁,或无法解决的悲哀,似乎都是癌症的前兆。

老子在《道德经》中提倡少私寡欲。当私心减少了,便能放下身段,放下我执(我所坚持的原则,也就是我的固执),降低物欲,减轻了不必要的负担。看壁立千垂然后能无欲则刚,看海纳百川然后能有容乃大。《太上老君养生诀·养生真诀》中提到养生要除六害:一者薄名利,二者禁声色,三者廉货财,四者损滋味,五者除妄,六者去妒忌。张仲景不唯名利是务,正是薄名利,除养生之害。

(一)调神

早在春秋战国时期,老子和庄子便已提出了清静无为的思想,极力主张人们应尽量保持思想安静无杂念,心灵纯净无污染,始终如一地坚守静而不躁的情绪。《内经》提出恬淡虚无的养生防病思想,也就是保持思想上的闲逸清静。《素问·上古天真论》说道:"恬淡虚无,真气从之,精神内守,病安从来?"这是由于思想清静能够调神,促进精气神内守,充盛而不散失,保持人体形神合一的最佳状态,因而能达到抗病的能力。《淮南子原道训》也指出:"人生而静,天之性也。"刘安还认为:"夫精神气志者,静则日充者以壮,躁则日耗者以老。"可见若像仲景所指出的那样,孜孜汲汲,唯名利是务,则无法做到静的功夫了。孜孜汲汲,唯名利是务,则人的正常七情定会受到干扰,而七情之病也就渐渐产生了。所谓七情,指的是喜、怒、忧、思、悲、恐、惊七种情绪变化,是人们对外界人事物刺激的心理情绪反应。《素问·阴阳应象大论》说:"人有五脏化五气,以生喜怒悲恐惊。"七情受到不良影响,就容易损伤五脏气血。所以自古养生家都非常注重情绪与健康的关系,主张调和七情。

喜是乐观的表现,对人体的生理功能有促进的正面意义。《素问·上古天真论》指出:"人应该以恬愉为务,以自得为功,形体不敝,精神不散,亦可以百数。"《素问·举痛论》说:"喜则气和志达,营卫通利。"古人认为喜一则可以调济精神,二可以流通营卫、和畅气血,与健康长寿有密切关系。从现代医学的角度来看,喜者乐观常笑,乐而忘忧,可以帮助消化,改善循环,调整机体潜力,影响内分泌的变化,调节新陈代谢,增加机体的抗病能力。然而喜也该适中适度,适可而止,不宜太过。《灵枢·本神》说:"喜乐者,神惮散而不藏。"《素问·调经论》说:"喜则气下。"《淮南子原道训》说:"大喜坠阳。孜孜汲汲,唯名利是务,梦寐以求,若求而得之,则大喜耗神散气,损害身体。"古人认为喜贵于调和。

怒是情志病的大敌,对人体健康的危害最大。怒也为历代养生家视为情绪的大忌。《灵枢·本神》说:"盛怒者,迷惑而不治。"也就是说,当一个人大发脾气的时候,他会失去理智,甚至怒上冲胸而昏厥,不省人事。大怒还能伤肝动血,即所谓怒伤肝。《素问·举痛论》说:"怒则气逆,甚则呕血及飧泄。"道家最忌发怒,发怒即嗔心。嗔心一发,则气强而不柔,逆而不顺,乱而不定,散而不聚矣。所以怒宜戒除。如何戒怒呢?古人提出两大原则,一曰培养耐性和豁达的胸襟;二曰以理制情,遇到生气的事,先从养生之道理上考虑,以理性克服情绪上的冲动。戒怒除了应加强平时待人处事的修养,从根本上改变易怒的性格外,也可以采取一些适当的方法来控制自己的情绪。如当遇到生气之事时,最好暂时离开现场,将自己的注意力转移到其他事物上,散散步、洗个澡、听听音乐,用另一种态度、从另一个角度来看待生活中的问题。又如觉得无法控制情绪时,为了不让怒火继续闷烧,这时就需要良师益友或家人来排解,吐露自己的无奈或委屈,借以抒发不快的情绪。或者借由忙碌的工作或学习,暂时避开生气的事,通过手脚不停地劳动,头脑不闲地思考,很快就忘掉为什么而生气了。但要注意的是,千万别逢人便说气事、气话,因为好不容易忘记了,一说又想起来,而且愈想愈气。老天给每个人一样最棒的礼物,便是遗忘。每件事都有可能随着时间流逝而淡忘,除非你硬抓着它不放。烦恼人人有,有人从烦恼中找到生命的智能,有人从烦恼中迷失自我,愈陷愈深。明白发怒是无济于事,想想退一步海阔天空的道理,多学学大自然的伟大和谦虚,或者也可以学学古人的豁达。"千里捎书为堵墙,让他三尺又何妨;万里长城今犹在,不见当年秦始皇!"

忧、悲都是养生大忌。《彭祖摄生养性论》说:"积忧不已,则魂神伤矣。"《灵枢·本神》说:"愁忧者,气闭塞而不行。"《灵枢·天年》也指出:"六十岁,心气始衰,苦忧悲。"这些文字说明了忧、悲不仅损神、伤气,而且会加速衰老。生性悲观的人较易陷入忧、悲的情绪而往往不能自拔,需要旁人不断提点,自己有心和乐观的人交往交流,才能改善。性格开朗的人,气量豁达,古云宰相肚里好撑船,海纳百川,有容乃大。即使受到气,受尽委屈,唱唱歌、睡个觉,隔天又神采飞扬,完全不计较昨天发生的事。昨日之事不可留,乱我心、惹烦忧。常保心平气和,笑口常开,对健康养生很有益。焦虑、忧郁、悲伤都是情绪上的大敌,长期的忧悲情绪,往往也是疾病的前兆。

思虑是心神的功能之一。人不可以没有思虑,只是思虑太过,便是有害。《素问·举痛论》说:"思则气结。"《彭祖摄生养性论》说:"问切切所思,神则败。"意即多思伤神,应节制思虑,养其精神。尤其是老年人,气血衰弱,心力不济,更应少思虑。盖思虑发于心,主于脾,若过度思虑,耗伤心神而不复,脾气留中而不行,则出现头昏、失眠、心悸、多梦及食欲不振、消化不良等思虑病了。

惊、恐也是养生大敌。《素问·举痛论》说:"惊则气乱、恐则气下。"惊恐常常导致心神失守、肾气不固。心神失守则失眠、心慌,甚至精神异常。肾气不固则血气衰弱。《灵枢·口问》更提到大惊卒恐对人体的危害:"大惊卒恐,则气血分离,阴阳破败,经络厥绝,脉道不通,阴阳相逆,卫气稽留,经脉空虚,血气不次,乃失其常。"突如其来的惊恐会使人体整个气机大乱,阴阳离散,甚至失去生命。

过度的喜、怒、忧、思、悲、恐、惊七情是养生大忌,若想健康长寿,就要尽量避免情绪掉入过度的七情当中。唯有精神清静、乐观、坚强、开朗才能真正延年益寿。恬淡虚无,真气从之,精神内守,病安从来。笔者行文至此,再次赞叹先哲的智能。

(二)爱世

张仲景在《伤寒论》中批评当时的一部分居世之士进不能爱人知人,退不能爱身知己。仲景提出了爱的观念。他认为,人生活在社会上,时刻都要有一颗爱心,既爱自己,亦爱他人,上爱君亲,下爱贫贱。仲景是从医学的角度讲爱,他将爱与知相提并论。知字在这里是尊重、保养、护理的意思。所以,仲景所讲的爱就是养生学意义上的爱。爱自己是养生的前提和基础,其道理不言自明。未有不爱己身而能养生者。爱人知人是对他人的爱,爱他人便能用自己之所学,为他人的保健服务,保护他人的健康。须知爱人知人除了能帮助他人的健康,反过来也对自己的养生保健有益。

仲景之心,儒家思想占着主导地位,故他有爱人知人、爱身知己的论说。仲景在少年时即已充分显示出敦厚善良的仁爱之心,故曾由同里举孝廉。儒家崇仁,仁者爱人。爱人即仁;人与人之间的相互亲爱就是仁。《礼记·中庸》说:"仁者人也,亲亲为大。"仁字拆开来看,是两个人,一个人为对方着想,体谅对方,帮助对方,站在对方的立场思考、体会,将心比心,亲爱对方,己所不欲,勿施于人,己欲立而立人,己欲达而达人,这些便是仁的内容,是儒家精神的最高表征。《论语·雍也》及《礼记·中庸》均记载孔子关于仁者寿的观点为仁慈的人,有爱心、心地善良的人,能享长寿。大德并得其寿。

仲景之胸怀亦充满佛心。佛家以宽大为怀,慈善为本,主张修身洁行,惩恶扬善,要求人要有一颗慈善、慈爱的心,一生做好事,助人为乐,扶困济贫。不仅爱人,还要爱一切的生命。爱人爱世,如此便会给自己精神上带来愉悦、舒坦、充实、宁静。厚德载福,这的确是保障心理健康进而达到身体健康的重要措施,必能达到性命双修的美好结果。

爱人知人,爱身知己,一颗爱心是卫生长寿的保证,是养生保健的途径。

二、顺天养生

一年四季,更迭交替。不同季节,其易感疾病亦不同。中医学认为"人以天地之气生,四时之法成"(《素问·宝命全形论》),人与自然界是统一的整体,必须适应四时阴阳的变化规律。四时养生防病是中医的重要方法,正如《灵枢·本神》所言:"故智者之养生也,必顺四时而适寒暑……如是,则避邪不至,长生久视。"只有顺应四时的节气变化,才能很好地养生防病。季节不同,预防方法不同,预防内容也不同。

张仲景很重视天地阴阳变化、寒暑消长对人的影响,主张人应该顺应四时阴阳以养生,而不可逆之,否则便会产生疾病。如《伤寒论·伤寒例》说:"君子春夏养阳,秋冬养阴,顺天地之刚柔也。"如果不顺天养生,必定致生疾病:小人触冒(即逆天地阴阳而动),必婴暴疹。暴疹是感受外邪导致的急性病。其实,如果不顺天地阴阳(即仲景所言天地之刚柔),久之也可能危害身体健康,导致各种慢性病的发生。

仲景顺天养生观可能源于《素问·四气调神大论》。该篇大论主要讨论人应该顺应天地阴阳消长沉浮的变化以养生,春养生发之气,夏养成长之气,秋养收敛之气,冬养闭藏之气。圣人春夏养阳,秋冬养阴,以从其根,故与万物沉浮于生长之门。逆其根,则伐其本,坏其真矣。故阴阳四时者,万物之终始也,死生之本也。逆之则灾害生,从之则苛疾不起,是谓得道。《灵枢·本神》也指出:"故智者之养生也,必顺四时而适寒暑,和喜怒而安居处,节阴阳而调刚柔。如是则避邪不至,长生久视。天地阴阳之道,逆之则灾害生,从之则苛疾不起。"该篇大论还提出了"是故圣人不治已病治未病,不治已乱治未乱"的防先于治的治未病的至理名言。

仲景在其著作常常提到,人体的生理病理变化受到天地阴阳变化的影响,这方面的内容甚为丰富。如《金匮要略·脏腑经络先后病脉证第一》说:"夫人禀五常,因风气而生长。"将这句话展开,其意思是人天地之气而生,亦赖天地之气而长。但是,仲景又说:"风气虽能生万物,亦能害万物,如水能浮舟,亦能覆舟。"天地之气也是一把双刃剑,顺之则万物生,逆之则灾害生。仲景又说:"人之脉象春弦秋浮,冬沉夏洪。"(《伤寒论·平脉法第二》)脉象反映着脏腑功能的变化,是阴阳气血升降浮沉盛衰消长的体现,而究其根源,实际上是天地阴阳变化对人体影响的体现。不唯脉象与天地阴阳相应,在疾病情况下,症状也与阴阳相应。《金匮要略·血痹虚劳病脉证并治第六》:"劳之为病,其脉浮大,手足烦,春夏剧,秋冬瘥。"《金匮要略·惊悸吐下血胸满瘀血病脉证治第十六》曰:从春至夏者太阳,从秋至冬者阳明。《黄帝内经》关于人与天地之气相应的论述也很多。如:"人以天地之气生,四时之法成。"(《素问·宝命全形论》)"天食人以五气,地食人以五为味。"(《素问·六节脏象论》)"人与天地相参也,与日月相应也。"(《灵枢·岁露》)"天地之大纪,人神之通应。"(《素问·至真要大论》)正因为天地阴阳变化影响着人体,故善养生者,就要顺之,而不可逆之。显然,张仲景承袭了《内经》天人相应的观点,认为人是大自然的产物,人的生命活动和生理活动与自然界彼此协调,相互融合,相互影响,相互适应,在方方面面都与大自然保持高度的协调。这就是中医天人相应的观念。现代生物医学观察表明,人体体温、血压、呼吸、脉搏、血糖含量、基础代谢强度、激素分泌等都与自然阴阳变化包括昼夜嬗替密切相关。人体对各种外界环境的变化形成了一系列的自我调节适应机制。仲景从中医整体观念及天人相应的观点出发,提出顺天养生的原则,具有其合理性和指导意义。

仲景提出了顺天养生的基本原则。如何顺天养生,《素问·四气调神论》等篇言之甚详,仲景在《伤寒论》和《金匮要略》中的论述有如下3个方面的内容。

(一)顺应自然寒暑气温变化

仲景说:"春气温和,夏气暑热,秋气清凉,冬气冰冽。"又曰:"夏月热盛,冬月寒盛。"(《伤寒论·辨脉法第一》)由于酷暑严寒最能伤人,故人宜好生将养,夏月宜注意防暑,避免暑热伤人。冬天注意保暖,避免严寒伤人。无触冒之。又夏日出汗是人体的散热过程,当汗出之时,不要用冷水洗身,以免热气及湿气留滞不散。醉酒后尤其要注意这一点,因为酒为湿热之物,若得汗出,湿热能发散于外,否则即可能留结于里而生病焉。"夏月大醉汗流,不得冷水洗着身,及使扇,即成病。"(《金匮要略·果实菜谷禁忌并治第二十五》)说的正是这层意思。在顺天养生时,当知天气有太过不及之变。有未至而至,有至而不至,有至而不去,有至而太过,何谓也?师曰,冬至之后,甲子夜半少阳起,少阳之时阳始生,天得温和。以未得甲子,天因温和,此为未至而至也。以得甲子而天未温和,为至而不至也。以得甲子而天大寒不解,此为至而不去也。以得甲子而天温和如盛夏五六月时,此为至而太过也。养生者应该随时应变。春天,是指从立春之日起,到立夏之日止,包括立春、雨水、惊蛰、春分、清明、谷雨六个节气。《黄帝内经》在描述春天的节气特点时,这样写道:"春三月,此谓发陈,天地仅生,万物以荣,夜卧早起,广步于庭,被发缓形,以使志生,生而勿杀,予而勿夺,赏而勿罚,此春气之应,养生之道也。逆之则伤肝,夏为寒变,奉长者少。"春天,气候转暖,温热毒邪开始活动,致病的微生物、细菌、病毒等,随之生长繁殖,因而风温、春温、温毒、瘟疫等,包括现代医学所说的流感、肺炎、麻疹、流脑、猩红热等传染病多有发生、流行。因此,春季一定要重视防病保健。具体地说,应当注意肝病预防、红眼病预防、腮腺炎的预防、春天困倦的防治、当心春寒伤人、春季感冒的防治、体内积热的清除、要警惕痼疾复发。夏天,指阴历4~6月,即从立夏之日起,到立秋之日止。其间包括立夏、小满、芒种、夏至、小暑、大暑等六个节气。《黄帝内经》在描述夏天的节气特点时,这样写道:"夏三月,此谓蕃秀,天地气交,万物华实。"意思是说,在夏天的三个月,天阳下济,地热上蒸,天地之气上下交合,各种植物大都开花结果了,所以是万物繁荣秀丽的季节。在一年四季中,夏季是一年里阳气最盛的季节,气候炎热而生机旺盛,对于人来说,此时是新陈代谢旺盛的时期,同时又要注意保护人体的阳气。又因为暑为夏季的主气,湿为长夏之主气,所以,夏季的防病有其明显的季节特征。夏令酷热多雨,不管是热邪,还是湿邪,皆能伤人致病,因此,对于疾病的预防必须重视。具体地说,应当注意感冒的预防、疰夏的预防、中暑的防治、汗斑的防治、痱子的防治、疖子的防治、日光性皮炎、痢疾的防治、急性胃肠炎的防治、流行性腹泻的防治、食物中毒的防治。

秋天,是从立秋之日起,到立冬之日止,其间经过处暑、白露、秋分、寒露、霜降等六个节气。并以中秋(农历八月十五)作为气候转化的分界。秋季在防病保健方面,人们一定不要掉以轻心,原因是秋季气候变化较大,若不谨慎起居,便会患病。秋季的气候,以秋分节气为分野。《黄帝内经》在描述秋天的节气特点时,这样写道:"秋三月,此谓容平,天气以急,地气以明,早卧早起,与鸡俱兴。使志安宁,以缓秋刑,收敛神气,使秋气平,无外其志,使肺气清,此秋气之应,养收之道也。逆之则伤肺,冬为飧泄,奉藏者少。"初入秋令,天气仍然很热,所以有火烧七月半、八月木樨蒸之说。但是,立秋早晚凉,这时虽然中午炎热,早晚气温已明显下降,一日中温差较大,人们晚间能够安寐。秋分以后的深秋,才是典型的秋凉时节,秋风送爽,云淡天高,气候干燥。若到了晚秋,则秋霜降临,气候已经转冷。由上可知,秋天是气温多变的季节,热、燥、寒气候皆有,我国一些地区还以湿为主,如四川盆地。因此,在秋天一定要高度重视防病保健。具体地说,应当注意疟疾、支气管哮喘、便秘、小儿秋季腹泻、脱发、慢性咽炎、阳痿、姜片虫病的防治等。

冬季是从立冬日开始,经过小雪、大雪、冬至、小寒、大寒,直到立春的前一天为止。《黄帝内经》在描述冬天的节气特点时,这样写道:"冬三月,此谓闭藏,水冰地诉,无扰乎阳,早卧晚起,必待日光,使志若伏若匿,若有私意,若已有得,去寒就温,无泄皮肤,使气亟夺,此冬气之应,养藏之道也。逆之则伤肾,春为痿厥,奉生者少。"现代气象医学研究认为,寒冷的气候会使许多疾病比平常更容易侵袭人体,特别是那些严重威胁生命的疾病,如中风、脑出血、心肌梗死等,不仅发病率明显增高,而且死亡率亦急剧上升。国外许多研究认为,冬季有80%以上的死亡率高峰与寒冷气候有关;我国的有关统计也表明,冬季有85%以上的死亡率高峰的前5天内有冷空气降温。对于心血管病来说,往往在冷空气过境后2天内死亡率达到高峰;呼吸系统疾病则在冷空气过境后3天死亡率达到高峰;脑血管病多在冷空气过境后的1天和5天各出现一个高峰。我国民间都比较重视冬至这个日子。农历从冬至开始数九,它标志着寒冬来临了。我国近年来的气象资料反映,在每年的冬至前后都有强大的冷空气和寒潮南下,造成骤然降温,这时往往伴有大风、雨雪、冰冻等恶劣气候。对那些年老体弱者以及患有上述疾病的人来说,这时会感到浑身难受,并引起病情恶化甚至死亡,因此民间有冬至老人关的说法。对于老年人来说,在冬至前后一定要加强防病保健,尽量把不利的气候因素对人体的影响减少到最低限度。综上所述,冬天必须重视寒冷对于人的侵袭。事实证明,寒冷诱发疾病的机制是多方面的,当人体受到过度寒冷刺激后,可使热平衡系统功能发生障碍,皮肤中的感受器将冷刺激传给下丘脑,下丘脑又支配脑垂体,导致内分泌系统失调。寒冷对于适应能力差的老年人和危重患者的作用更明显,寒冷使人全身皮肤毛细血管收缩、血液循环阻力增加,左心室负荷加重,血压升高,这对高血压、心脏病、脑血管病和其他循环系统疾病都是不利的。此外,寒冷易使上腹部受凉或吞咽进冷空气,易引起胃肠痉挛;寒冷能使鼻黏膜的温度及湿度均降低,黏膜分泌的免疫球蛋白减少,容易患鼻炎、感冒;寒冷亦可使人体裸露部位的毛细血管收缩、血流相对缓慢,皮肤受凉后水分散失较多,常使皮肤粗糙或皲裂、老化,耳、鼻、手指等远离心脏部位,血液供应不足,常发生冻疮;寒冷还可使人体血液中纤维蛋白含量增加,血液黏稠度增高,红细胞沉降率(血沉)和凝血时间缩短等,此时心肌梗死和冠状动脉血栓形成的死亡率很高。同时,内分泌失调引起的肾上腺素增加也能造成血液黏性增加和血凝时间缩短。所有这些,都说明了在寒冷的冬天人们必须重视防病保健,具体地说,应当注意雪盲病、冻疮病、嘴唇干裂、皮肤瘙痒症、体温过低症、流脑、哮喘、脑血栓、青光眼、电热毯病、面神经麻痹、急性心肌梗死、传染病的防治,以及避免冬雾的侵害。

(二)时间与饮食

如《金匮要略》指出:春不食肝,夏不食心,秋不食肺,冬不食肾,四季不食脾。

(三)时间与服药

人病之后,或要服药。热者宜治以寒,寒者宜治以热,这是最为基本的原则。不过在用药剂量上,医家应该根据天时阴阳的盛衰,以度人体阴阳的盛衰及寒热的多少,从而决定药物的剂量,或加佐药监制之,甚或更换方剂,这样就可以避免损伤人体阴阳之气,如此处理也有益于养生。如仲景论白虎加人参汤,此方立夏后、立秋前乃可服。立秋后不可服。正月、二月、三月尚凛冷,亦不可服之,服之则呕利而腹痛。道理正在于此。

第三节　导引按摩养生

《金匮要略》说:"四肢重滞,即导引、吐纳、针灸、膏摩,勿令九窍闭塞。"四肢才感觉到沉重呆滞,便用导引等方法进行调理,这充分体现了仲景预防为主,重视养生的思想。仲景列举的 4 种方法,不仅可以作为防病治病的措施,无论是古代还是现代也常作为养生保健的手段。

导引一作"道引",是中国古代的一种呼吸运动与躯体运动相结合的养生保健和医疗方法。《庄子·刻意》成玄英疏:"导引神气,以养形魄,延年之道,驻形之术。"隋朝巢元方《诸病源候论》中载有导引治疗法 260 多种。年初在长沙马王堆三号西汉墓出土的《导引图》绘有 40 余种导引姿势的图像。

吐纳又称"调息",也是中国古代的一种养生方法。其操作方法为把肺中的浊气尽量从口中呼出,再由鼻孔缓慢地吸进新鲜的空气,使之充满于肺,即吐故纳新。《庄子·刻意》曰:"吹呴呼吸,吐故纳新,熊经鸟伸,为寿而已矣。"嵇康《养生论》曰:"呼吸吐纳,服食养生。"孙思邈在《千金要方》中记载的调气与咽津相结合的方法,究其实质,也是一种特别形式的吐纳法。这种方法早在《素问·刺法》中就已提出:"肾有久病者,可以寅时面向南,净神不乱思,闭气不息七遍后,以引颈咽气顺之,如咽甚硬物,如此七遍后,饵舌下津令无数。"似这种调气与咽津配合的方法,古称胎息、胎食。梁代陶弘景《养性延命录》中有:"吐气六者谓吹、呼、嘘、唏、呬、呵,皆出气也。"后人称息之六字,这是一种默念呼气练功法,也是一种吐纳养生法。

针灸是针法和灸法的合称,都是在人体穴位上施以一定的刺激以调整脏腑功能,补益正气,或攻泄邪气的方法。针法和灸法既是中医治疗疾病的主要手段之一,也是重要的养生保健方法。有一句似乎是众所周知的谚语:要得身体安,三里常不干。它讲的就是用灸足三里的方法补益脾土、调理气血,以达到养生保健、预防疾病的目的。针灸方法的种类很多,在此不一一列举。

膏摩应该是膏和摩的合称。膏指用药膏贴敷于身体皮肤以防治疾病的方法。摩指按摩,又称推拿,按摩是中国古代的一种养生保健与治疗方法。其方法是在人体一定部位上运用各种手法作用于人体,有时也令接受按摩的人进行特定的肢体活动。按摩远在先秦时就有记载。《素问·血气行志》曰:"经络不通,病生于不仁,治之以按摩醪药。"《素问·艺文志》记有《黄帝岐伯按摩》10 卷。隋、唐两代在太医署内设有按摩博士等职。《千金要方》有关按摩的记载较多。如天竺国按摩法是当时从印度传入的佛教徒练身法,又名婆罗门法,曰老年人每日做 3 遍,一月之后,疲乏消,百病除,眼明体健,饮食增加,有补益延年之效。此外,有《老子按摩法》,是道家的练身法,平时和病时皆可以用,小有不好,即按摩按捺,令百节通利,泄其邪气。《千金翼方》还记载了一种自我按摩术:清旦初起,以左右手按摩,交иж, 从头上换两耳,又引发,侧面气通流。如此者令人头不白,耳不聋。又摩掌令热,以摩面,从上向下二七过。去皯气,令人面有光,又令人胜风寒时气,寒热头痛,百疾皆除。

我国古代的道家、佛家、医家都有按摩术以养生养性,道家应用按摩术的历史很久,影响亦深。道家以精、气、神为内三宝,耳、口、目为外三宝,故用按摩施之耳、口、目,外可养形体。养生家和医家受道家养生法影响,也采取按摩头部的方法,以达到防病治病的目的。不过,养生家和医家还根据经络腧穴等理论,按摩肾俞、命门、夹脊、涌泉等穴位,以补益脏腑,调理气血。佛家所常用的是揉法,其中以揉腹为常用。按照中医的认识,按摩法具有流通气血、祛病延年的作用。食后摩腹,也具有促进饮食物消化的作用,这对于老年人和脾胃运化衰弱者,是有效而简便的方法。根据现代研究,导引、按摩可以提高机体的新陈代谢能力,促进血液循环和淋巴循环,使器官功能加强,从而延缓衰老。古人认为按摩人体的有关部位可以通经活络,使气血顺畅。现代医学发现按摩可以使身体产生抗氧化的酶,并能刺激肌肉中紧张的肌纤维,反射性地使大脑分泌内啡肽,能驱除疲劳,使心情舒畅愉快。按摩因劳损而酸痛的部位可以使局部血管畅通,供氧充分,有利于因气血瘀滞而产生病变的部位恢复正常。即使没有患病也应经常按摩。最好是从头到脚都按摩一遍,以达到防病的目的。据史料记载,蒋宋美龄就每天接受按摩,故虽年且百岁,而犹有壮容。按摩背部是一种很好的健身方式。背部的脊柱周围分布着大量支配内脏生理活动的脊神经,经常按摩背部可以充分调节这些神经的功能,通过神经系统的传导,增强内分泌功能,增加机体的抗病、防病能力。

第四节　避邪、守法养生

一、避邪养生

宋陈元靓说:"养生以不损为延命之术,不损以有补为卫生之经。居安思危,防未萌邪。不以小恶为无害而不去,不以小善为无益而不为。"(《事林广记·防患补益》)《颜氏家训》的作者,北齐颜之推也说:"夫养生者先须虑祸。"其实,《黄帝内经》早就提出了这种养生原则。《灵枢·九宫八风》说:"谨候虚风而避之。故圣人曰避虚邪之道,如避矢石然,邪弗能害,此之谓也。"

张仲景也提出了这样的养生原则。他在《金匮要略》中说:"客气邪风,中人多死。善养生者,要谨慎小心,避免伤于邪风。若人能养慎,不令邪风干忤经络,便能防病于未萌。"此是养生的最基本的措施。仲景所说的邪风泛指一切有损健康、影响脏腑正常功能活动、导致疾病产生的不正之气和不利因素。《素问·风论》说:"风为百病之长。风为其他外邪的先导,故中医和古代养生家常以风概指各种邪气。"古谚云:"避风如避箭,避色如避乱。"其中的风也是泛指一切不正之气。这句话显示出仲景提倡的一个基本养生方法——避邪养生。

中医所称的邪风,若从现代医学的角度看,包括各种生物性致病因素、气象物理性致病因素、微生物性致病因素,以及某些化学性致病因素。如果不慎受到这些因素的伤害,即可能引起各种疾病,轻者损害健康,重者甚至危及生命,养生者不可不防。

致病因素很多,仲景著作中提到的致病因素有风、寒、湿、火(热)、暑(暍)、毒气、饥伤、酒伤、饮伤、蛔虫、食物中毒、虫兽伤、蛊、金刃伤、房事伤、过劳、忧伤、惊恐、水和痰饮、宿食、瘀血(干血)等。

二、守法养生

张仲景在《金匮要略·脏腑经络先后病脉证并治第一》论述各种养生保健、预防疾病的方法时,提出更能无犯王法。对于王法,注家有不同的解释。有的注家认为是指自然规律,包括春生、夏长、秋收、冬藏、阴阳消长、五行运布等。有注家认为是指国家的刑法等法律(刘渡舟《金匮要略诠解》)。

张仲景将遵守国法也作为养生的一个重要内容加以强调,这是十分必要的。这是一种朴素的社会养生学观点。在科技水平相当发达的今日,仲景的这种养生观点仍然具有积极的现实指导意义。居世之士,每一个人都应该遵守国家法令。这不仅是社会的要求、是社会安定和社会秩序的需要，也是人体健康的需要，具有养生保健的意义。为什么遵守国法有养生作用呢？对这个问题要从如果不遵守国法的结果来看，如果不遵守国法，违反了国法，那将对人的健康产生消极影响，损害健康。在古代社会，其影响主要通过下述 3 种途径发生。

1. 身体伤害　古代对于犯法者往往会处以各种刑罚，饿其体肤，板击，杖之，火烫之，或在面部烙字，或者割去身体的某个部分，受刑者本人多有皮肤开裂、肌肉损伤、筋骨断折的外伤，亡血耗气，经络断绝，内脏损伤，脏腑功能受到破坏。刑罚既可能导致出血，亦多导致瘀血。

2. 精神伤害　若触犯国法，受到刑罚，犯罪者本人大多会产生较强烈的情绪反应，其心灵往往受到很大的打击和伤害。有些人会因此陷入恐惧、苦闷、消沉、失望的消极情绪中，有些人因此发生精神疾病，如精神分裂症。他们或对生活失去信心，其个性因而发生转变，或因消极颓废，机体免疫力降低，便可能导致感染，导致各种疾病的产生。有资料表明，触犯国法的人，无论其行径是否被发现，亦无论他是否受到惩处，其人的健康和寿命都受到影响。据有些被拘的犯罪人讲，在其罪行没有被发现时，他们或在家里，或在逃亡中，寝食不安，噩梦频仍，心惊肉跳，惶惶不可终日。往往在短时间内便迅速出现衰老现象，如面皱发白。汉代大史学家司马迁因为降匈奴的李陵申辩，得罪下狱，受宫刑。宫刑又称腐刑，是残害男子生殖器，破坏女子生殖功能的刑罚。司马迁对此深以为羞，在很长一段时间内十分压抑、苦闷，所以刑罚无论是对他的身体还是心理都有巨大的伤害，对他的健康有很大的负面影响。

3. 对家庭的影响　刑法虽然罚的是犯罪者本人，但其影响却可以扩及其家庭，乃至整个家族。一旦触犯国法，那对犯罪人自己，或对其家人、朋友都是大的伤害。在古代，一个人如果触犯国法，情节严重者，可能会导致整个家庭被流放、被屠戮，甚至因为连带而株连九族。所以，无犯王法关系到家庭、社会的养生保健。

此外，由于仲景之学兼通道、儒，故他所说的王法是不是也可能同时指道、儒、佛的戒律？如儒家强调三纲五常，礼节亦很严肃。佛家为了断欲去爱，制定了很多戒律，其中五戒是最基本的，包括不杀生、不偷盗、不淫邪、不妄语、不饮酒。如果一个佛教徒触犯了这些戒律，同样也会带来心理上的损害。

第五节　妇人养生

《史记·扁鹊仓公列传》："扁鹊名闻天下。过邯郸，闻贵妇人，即为带下医。"张仲景也贵妇人,他在《金匮要略》设妇人病三篇,分别论述妊娠病、产后病和妇人杂病的辨证论治,包括妇人经带、胎、产时期各种保养调摄方法,内容非常丰富。仲景不仅论述了妇女病的辨治,也多处提到妇女养生方法,有些是直接陈述,如《金匮要略·禽兽鱼虫禁忌并治第二十四》中说:"麋脂及梅李子,若妊娠食之,令子青盲男子伤精。"有些是间接的反映,如《金匮要略·妇人杂病脉证并治第二十二》指出:"妇人之病,因虚、积冷、结气,为经水断绝,至有历年,血寒积结,胞门寒伤,经络凝坚。"本条指出了妇人病发生的三大主因:因虚、积冷、结气。从中可以悟到,若从养生的角度看,仲景这段话也提出了妇女养生的 3 条措施:其一,避免导致身体虚弱的各种因素。妇女有经、胎、产的特殊生理过程,故女性身体精血易亏,气血两虚。其二避免身体受寒。若已经受寒,便当及时温散之,不使积久。其三,勿为气伤,主要是勿为忧思、郁闷等情绪所伤,以致情怀不释,气失条畅,郁结于中,进而导致血脉淤滞,则生诸病。妇女之病,由气结所致者甚多,故仲景谆谆言之于此。笔者揣摩仲景思想,试将上述仲景提出的 3 个方面的原则性的内容发挥于下。

一、避免正气虚损

妇女有经、带、胎、产的特异性生理过程,易使精血亏损,导致气血两虚。故妇女要注意经期、妊娠期和分娩期的养生保健,注意预防带下病。要注意避免月经过多,避免分娩期间大失血,避免崩中漏下。正因为妇女平时有月经过程,或有胎、产,屡失阴血,所以平时亦须注意调理,比如通过饮食甚至药物补养精血,亦为在所必需。此外,由于妇女往往不足于血,故可能导致抵抗力低下,因而也要注意预防邪气入侵。《金匮要略·妇人产后病脉证治第二十一》说:"新产妇人有三病,一者病痉,二者病郁冒,三者大便难,何谓也? 师曰,新产血虚,多汗出,喜中风,故令病痉;亡血复汗、寒多,故令郁冒;亡津液,胃燥,故大便难。"由于分娩失血,加之产后多汗,津血同源,津液耗损,筋脉失养,遂致痉挛抽搐,而成痉病。邪盛正虚,血虚不能上荣,气逆而上冲,遂成郁冒。肠道失于濡润,故大便秘结。产妇郁冒,其脉微弱,呕不能食,大便反坚,但头汗出,所以然者,血虚而厥,厥而必冒。冒家欲解,必大汗出。以血虚下厥,孤阳上出,故头汗出,所以产妇喜汗出者,亡阴血虚,阳气独盛,故当汗出,阴阳乃复。由于阴血亏虚,阴不敛阳,阳气偏盛而上逆,产生了郁冒症。阳气上逆,挟津而行,故全身无汗,仅头汗出。冒家欲解,必大汗出。必全身阴阳调和,达到损阳以就阴的局面,则郁冒自解。由此可见,仲景是非常重视妇女血虚问题的。故保养阴血、滋补阴血是妇女养生的一个重要出发点。

二、避免产生积冷

《金匮要略·妇人杂病脉证并治第二十二》指出："妇人之病，因虚、积冷、结气，为经水断绝，至有历年，血寒积结，胞门寒伤，经络凝坚。"在这一条，连续出现积冷、血寒积结、胞门寒伤的表述，充分说明仲景极其重视寒冷伤人在妇女养生保健中的意义。女性在经期、产后胞门开，应特别注意防寒，如要注意少接触或不接触冷水，不洗冷水浴，不洗冷水脚，不贪凉饮冷，尤其在夏季应少食或不食各类冷饮，包括各类冰饮料、冰品及冷菜、生鱼片、生肉等。若此时受寒，寒邪可直犯胞宫，可能导致寒凝气滞血瘀，轻者痛经，甚者闭经。若久积寒，可导致宫寒不孕。若干年之后，若阴寒邪气深入胞宫，血寒积结，经络凝坚，还可导致妇科各种癥瘕积聚类病变。产后妇女除需注意保暖，远避风寒之外，仲景于食疗调摄亦提出了有效方法，其中当归生姜羊肉汤及红蓝花酒，堪称其代表方。现在中国台湾地区的妇女于产后必服用酒煮、生姜煮之各类食物，盖源于古代的这类认识。

三、避免出现结气

结气，指气机郁结。肝在五行属木，木性喜条达，肝又为女子先天，为血室。肝对于女性生理有特殊重要的作用。女子善怀。女子最多情志病，包括由不良情绪所致的病变以及与情绪有关的病变。若郁郁寡欢，情志不畅，气机不舒，即影响肝的疏泄功能，而产生情志病。妇女情志病多于男子，而情志病多与心、肝、脾三脏有关。如咽中因痰凝气结而成梅核气者，多由情志郁结，气机不畅所致，可与半夏厚朴汤。又如肝气郁结、心脾两虚而成脏躁者，亦与情绪郁结有关，可用甘麦大枣汤养血宁心，润燥缓急。脏躁与奔豚病、百合病、梅核气均属于郁证的范围。奔豚有因情志不遂，肝郁化热，气逆上冲所致者。百合病由心肺阴虚内热，消烁津液，或平素思虑伤心，情志不遂，郁结化火所致，治以百合鸡子黄汤等方。百合鸡子黄汤可滋肺胃之阴，调和神魄，安神定志，故亦可用于治神劳过度所致的虚烦不眠证，以及心肺阴虚内热，消烁津液，或平素思虑伤心，情志不遂，郁结化火所致，治以百合鸡子黄汤等方。百合鸡子黄汤可滋肺胃之阴，调和神魄，安神定志，故亦可用于治神劳过度所致的虚烦不眠证，以及心肺阴虚、神不舍藏的失眠证。由以上讨论可知，仲景在其著作中已经提示，妇女养生要保持心情舒畅，保持乐观开朗的心态，如此就能维持气机调达舒畅，血脉流通，脏腑功能调和，则百病不生，健康长寿。

四、避免内生瘀血

《金匮要略》认为，各种致病因素，若积年经久，可能导致血寒积结、经络凝坚。这些论述说明,妇女养生还当注意避免导致身体出现瘀血的因素。气血不足可以导致瘀血产生,寒冷、结气日久,也可以导致瘀血的产生。所以,避免气血亏虚,避免积冷,避免结气,都有预防瘀血的意义。《金匮要略·妇人病三篇》中的相当一部分病证与瘀血有关,仲景治之以活血化瘀法,这些内容间接说明,妇女养生要注意预防瘀血。仲景当归生姜羊肉汤和红蓝花酒,充分反映出上述4个方面的养生思想和养生方法。当归生姜羊肉汤一见于《金匮要略·腹满寒疝宿食病脉证治第十》:"寒疝腹中痛,及筋痛里急者,当归生姜羊肉汤主之。"一见于《金匮要略·妇人产后病脉证治第二十一》:"产后腹中㽲痛,当归生姜羊肉汤主之;并治腹中寒疝,虚劳不足。"其方剂组成为:当归三两,生姜五两,羊肉一斤。羊肉性温,功在填精补血,散寒补虚;当归养血活血;生姜温中散寒,消水气,行血痹,解郁调中。本方符合《素问·阴阳应象大论》"形不足者,温之以气;精不足者,补之以味"的原则。人参补气,羊肉补形。羊肉补血虚,阴生则阳长故。本方兼补形、精之虚,用于产后妇女,确有养精补血、缓中补虚、活血化瘀之效。现代药学研究表明,当归生姜羊肉汤还有抗衰老的作用,年老体衰的人或气血虚弱者,常服可以强健体魄,延年益寿。

红蓝花酒,见于《金匮要略·妇人杂病脉证并治第二十二》:"妇人六十二种风,及腹中血气刺痛,红蓝花酒主之。"本方为妇人经产之后,感受外邪,致血行不畅,腹中刺痛而设。其方剂组成为:红蓝花一两,以酒一大升(约今毫升),煎减半而成。功能:养血活血,行气化瘀,散寒止痛。酒能行气血,暖脏腑,助药势,可通行一身之表,引药至极高之分。

除了上述4个方面的内容外,仲景也注重妇女更年期的养生保健。《金匮要略》特别提到妇人年五十所的病证,似乎已经抓住了更年期综合征的发病年龄,问曰:"妇人年五十所,病下利数十日不止,暮即发热,少腹里急,腹满,手掌烦热,唇口干燥,何也?"师曰:"此病属带下。何以故?曾经半产,瘀血在少腹不去。何以知之?其证唇口干燥,故知之。当以温经汤主之。"妇人年届五十,冲任皆虚,天癸虚竭,应已绝经或即将绝经,手掌烦热,唇口干燥,从年龄阶段和临床表现来讲,本症与今日所谓更年期综合征有相似之处。由于仲景言温经汤证与曾经半产,瘀血在少腹不去有关,故似乎可以做这样的推断:妇人在更年期前,特别是青年时期加强保养,防止少腹产生瘀血,此对于预防更年期综合征是有积极意义的。温经汤温经活血,调和冲任,似有缓解更年期综合征的作用。方用吴茱萸、桂枝、生姜、温经散寒,以暖胞宫;当归、芍药、川芎、阿胶补血益阴;丹皮配芍药凉血化瘀,兼退虚热。麦冬润燥,半夏配生姜和胃降逆;人参、甘草补中益气以开化源。

在仲景著作中,还有一些关于妇人养生的较为特别的内容:妇女在妊娠时要注意食禁,不可食那些可能影响胎儿生长发育,影响胎儿健康的食物。如《金匮要略·禽兽鱼虫禁忌并治第二十四》中说:"妇人妊娠,不可食兔肉、山羊肉,及鳖、鸡、鸭,令子无声音。"这些妊娠食禁虽然尚缺乏严格的科学依据,但由于从胚发育成胎的妊娠前 3 个月,是胎儿发育的最关键时期。此时胎儿易感性最大,任何不良因素对胎儿都十分敏感,影响胎儿发育造成先天之病,甚则先天畸形,所以妊娠初期 3 个月期间的保养调理最为重要。孕妇应该注意饮食宜忌,有选择性地进食,对防止劣胎、畸胎是有积极意义的。

参考文献

[1]冯世伦.张仲景用方解析[M].北京:人民军医出版社,2004.

[2]郑建明.张仲景评传[M].南京:南京大学出版社,2001.

[3]刘世恩.张仲景全书[M].北京:中医古籍出版社,2007.

[4]李儒科.医圣张仲景[M].武汉:湖北人民出版社,1998.

[5]陈可冀.中国实用传统养生术[M].福州:福建科学技术出版社,1993.

[6]王新昌,唐明华.医圣张仲景与医圣祠文化[M].北京:华艺出版社,1994.

[7]张志鹏,时吉萍.伤寒杂病论译释[M].兰州:甘肃文化出版社,2006.

[8]刘渡丹.伤寒论讲义[M].王庆国,整理.北京:人民卫生出版社,2020.

[9]刘太祥.张仲景中医药文化研究[M].开封:河南大学出版社,2009.

[10]赵鲲鹏,金芬芳.张仲景养生学[M].北京:中国医药科技出版社,2005.

[11]朱俊伟.2007年最新中国大学人文教育理念实践与展望[M].北京:中国科技文化出版社,2007.

[12]钱超生,温长路.张仲景研究集成[M].北京:中医古籍出版社,2010.